Envelhecer em movimento

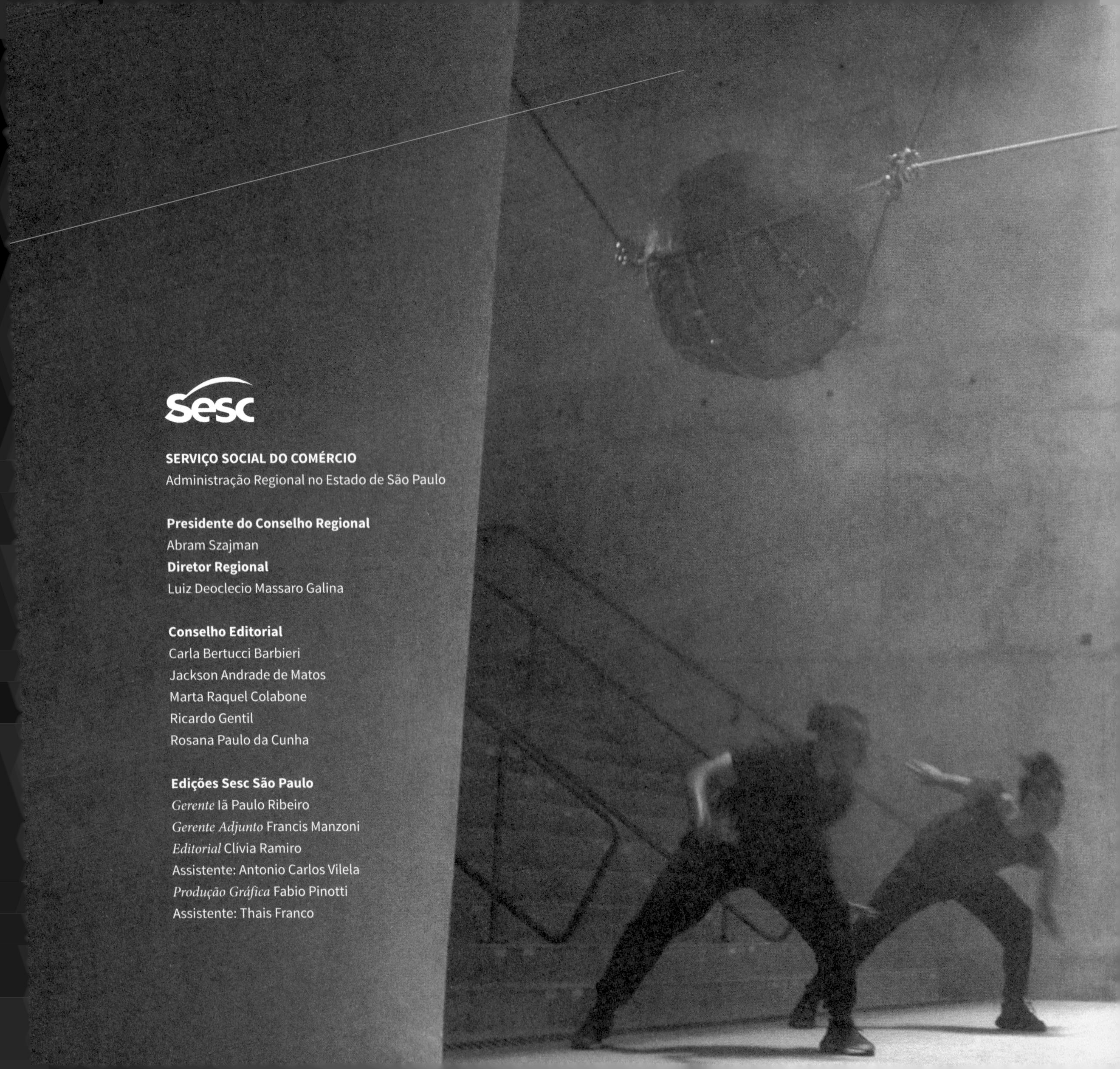

Sesc

SERVIÇO SOCIAL DO COMÉRCIO
Administração Regional no Estado de São Paulo

Presidente do Conselho Regional
Abram Szajman
Diretor Regional
Luiz Deoclecio Massaro Galina

Conselho Editorial
Carla Bertucci Barbieri
Jackson Andrade de Matos
Marta Raquel Colabone
Ricardo Gentil
Rosana Paulo da Cunha

Edições Sesc São Paulo
Gerente Iã Paulo Ribeiro
Gerente Adjunto Francis Manzoni
Editorial Clívia Ramiro
Assistente: Antonio Carlos Vilela
Produção Gráfica Fabio Pinotti
Assistente: Thais Franco

IVALDO **BERTAZZO**

Envelhecer em movimento

UMA JORNADA COM A **PSICOMOTRICIDADE**

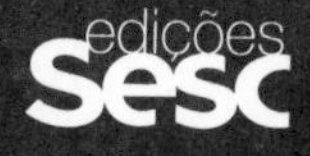

Coordenação de pesquisa Cristina Madi
Copidesque Maiara Gouveia
Revisão Sílvia Balderama Nara, Vanessa Paulino da Silva
Capa e projeto gráfico Raquel Matsushita
Diagramação Entrelinha Design
Fotografias Imagens extraídas do documentário *O homem no espaço urbano* (2024).
Direção: Fausto Nocetti. Produção: Fernanda Macedo.

Dados Internacionais de Catalogação na Publicação (CIP)

B4612f Bertazzo, Ivaldo

Envelhecer em movimento: uma jornada com a psicomotricidade / Ivaldo Bertazzo. – São Paulo: Edições Sesc São Paulo, 2025. –
136 p. il.

Inclui textos de apoio on-line.
ISBN: 978-85-9493-332-4

1. Envelhecimento saudável. 2. Psicomotricidade. 3. Desenvolvimento psicomotor. 4. Habilidades motoras. 5. Fatores neurobiológicos. 6. Corpo. 7. Cognição. 8. Movimento. 9. Saúde. I. Título.

CDD 613

Elaborada por Maria Delcina Feitosa CRB/8-6187

Edições Sesc São Paulo
Rua Serra da Bocaina, 570 – 11º andar
03174-000 – São Paulo SP Brasil
Tel. 55 11 2607-9400
edicoes@sescsp.org.br
sescsp.org.br/edicoes
/edicoessescsp

SUMÁRIO

APRESENTAÇÃO

Movimentos para a transformação

Dedicar-se à elaboração de planos e ao estabelecimento de metas pode ajudar em escolhas que confiram propósito e significado à existência. Simone de Beauvoir, uma das mais influentes pensadoras do século 20, ressaltava em seus estudos do envelhecimento que a prospecção de projetos de vida é essencial para uma experiência com o presente de forma plena. Assim, manter-se ativo por meio do engajamento em causas sociais, da participação em iniciativas políticas e do investimento na própria expansão intelectual e física colabora para a construção do estado de bem-estar na longevidade.

Nesse sentido, trata-se de reiterar que o aprendizado não é um processo restrito a uma determinada etapa da jornada humana, mas sim uma possibilidade contínua e expansiva, especialmente quando o ambiente oferece estímulos para o desenvolvimento integral dos sujeitos. Executar essa ampliação de limites do pensamento é o convite de Ivaldo Bertazzo em *Envelhecer em movimento: uma jornada com a psicomotricidade*. Dançarino, coreógrafo e terapeuta corporal, Bertazzo apresenta a psicomotricidade em uma abordagem interdisciplinar que integra aspectos motores, emocionais e cognitivos do ser humano, trazendo o movimento como forma de celebrar as potencialidades e de romper com estereótipos que frequentemente generalizam os corpos velhos.

Fomentar tais reflexões a respeito da longevidade tem sido uma das principais diretrizes da atuação do Sesc. O Trabalho Social com Pessoas Idosas (TSPI), criado em 1963, promove ações socioeducativas e culturais voltadas ao protagonismo e à valorização deste público, incentivando a autonomia e o reconhecimento de suas trajetórias e papéis na sociedade. Um trabalho de educação permanente, que se mostra significativo sobretudo dentro de um contexto atual, no qual se observa um acelerado aumento do número de pessoas que alcançam essa faixa etária, com uma expectativa de vida prolongada.

Ao longo destas páginas, percorreremos os caminhos que constroem o Método Bertazzo, suas influências e inquietações, e exploraremos o movimento – seja ele físico, intelectual ou simbólico – como uma força intrínseca aos mais diversos corpos, que pode ser trabalhada em diferentes fases da vida. Envelhecer, afinal, é continuar a explorar e a transformar-se em um incansável reinventar de experiências.

LUIZ DEOCLECIO MASSARO GALINA

DIRETOR DO SESC SÃO PAULO

INTRODUÇÃO E INSTRUÇÕES

Explorar a jornada de um envelhecimento saudável, marcado pela contínua interação entre aspectos mentais e corporais, é instigante e desafiador. Nesse processo, a psicomotricidade analisa como as habilidades motoras afetam as funções cognitivas, emocionais e sociais, e vice-versa. Este livro percorre os caminhos dessa ciência e se propõe a investigar como ela pode seguir conosco ao longo da vida e até mesmo nos transformar.

Convido quem lê a um mergulho na interação dinâmica entre sentir, perceber, expandir a cognição e discernir. Com essa disposição, estaremos bem atentos durante toda a odisseia.

O corpo, em sua expressão física, é fortemente impactado por influências psicológicas. A realidade objetiva do corpo pode ser moldada por outra, feita de emoções e experiências mentais. Por isso é importante avaliar como essa realidade subjetiva – constituída de percepções e sentimentos – se manifesta fisicamente e provoca certa percepção de imagem corporal e de capacidade de movimento.

Obter uma imagem corporal enraizada na realidade sensorial pode ser uma fonte de força. No entanto, quando essa imagem está desenraizada – em razão de traumas, desordens neurológicas ou até mesmo fatores emocionais e psicológicos –, podemos lidar com dificuldades na coordenação dos movimentos, sentir-nos desorientados ou desconectados do corpo. Essa debilidade na percepção do real pode causar graves limitações, prejudicando tanto o desempenho motor quanto o bem-estar. Portanto, tudo depende de como interpretamos e integramos as informações que nos chegam.

Nestas páginas, veremos como o cérebro interpreta esses sinais sensoriais e ativa o que percebemos. Vamos desvendar de que forma nossos sentidos – tato, visão, audição, olfato, paladar – e nossa atitude postural contribuem para a formação de um "corpo funcional".

À medida que enfrentamos desafios comuns na sociedade, especialmente durante o envelhecimento, como perda de memória ou dificuldade de nos mantermos ancorados no real, a ciência de como os fatores neurobiológicos e psicológicos afetam nossa percepção de continuidade e identidade ganha maior importância.

Por isso pesquisadores de diversas áreas da saúde têm buscado estratégias para fortalecer a memória e aumentar o foco no presente, alimentando as conexões neuronais, fundamentais a uma vivência plena e consciente.

Filtrar estímulos externos e selecionar as informações mais relevantes é crucial a uma nítida percepção da realidade. Introduzir práticas de atenção plena nos ajuda a distinguir entre as impressões externas e os processos internos de elaboração.

Por esse motivo, convido quem lê, independentemente de seus conhecimentos prévios, a ampliar seu repertório de percepções acerca do envelhecimento, na direção de um entendimento mais profundo de si e do que nos circunda.

Sabemos que a intrincada relação entre corpo e mente é estudada em diversas abordagens, como as de psicologia, psiquiatria, antropologia, filosofia, ciências sociais, urbanismo, ergonomia e tecnologia. Neste livro, elas colaboram para as descobertas.

Contamos com a contribuição de especialistas em arquitetura, percepção e neurociência, envelhecimento e longevidade, que enriquecem a discussão sobre manter-se ativo e funcional durante o envelhecimento. Nesse processo, as habilidades de discernir, diferenciar, adaptar e manejar são fundamentais para pisar firme e seguir em frente.

Contudo, este não é um livro de técnicas ou práticas, mas uma proposta: que tal refletirmos sobre de que modo, especialmente nos centros urbanos, nós conectamos corpo e mente e nos desafiamos a construir uma vida plena de significado e saúde?

Para nos ajudar nisso, esta publicação oferece visões diversas a respeito de um mesmo tema – a psicomotricidade e o envelhecimento – e, assim como as conexões que fazemos na vida, pode ser lida na ordem que você preferir, conforme seu interesse nesta investigação. Este livro traz ainda conteúdo extra *on-line*: vídeos acessíveis por códigos QR localizados no início de alguns capítulos e um caderno digital com textos dos especialistas.

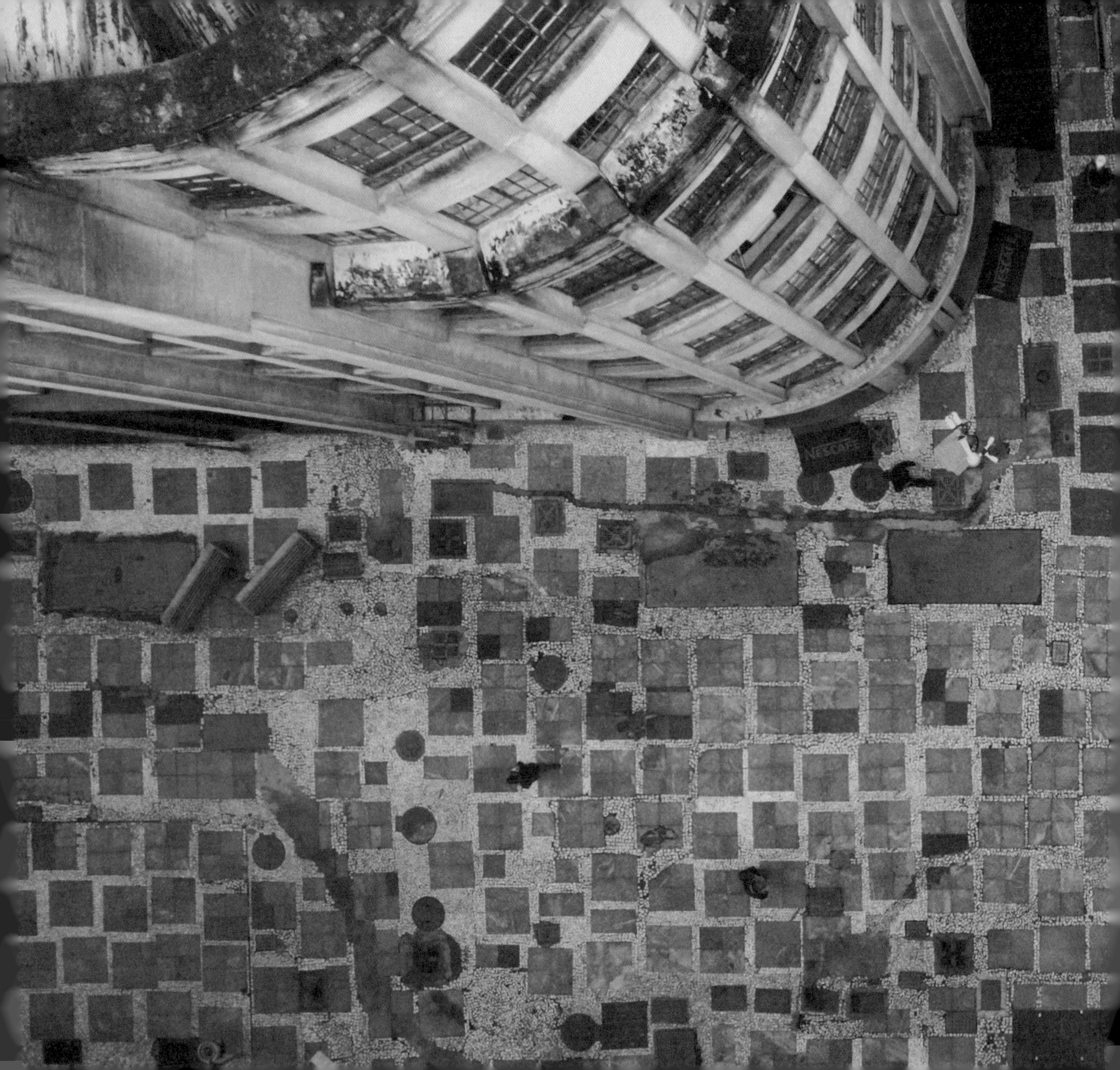

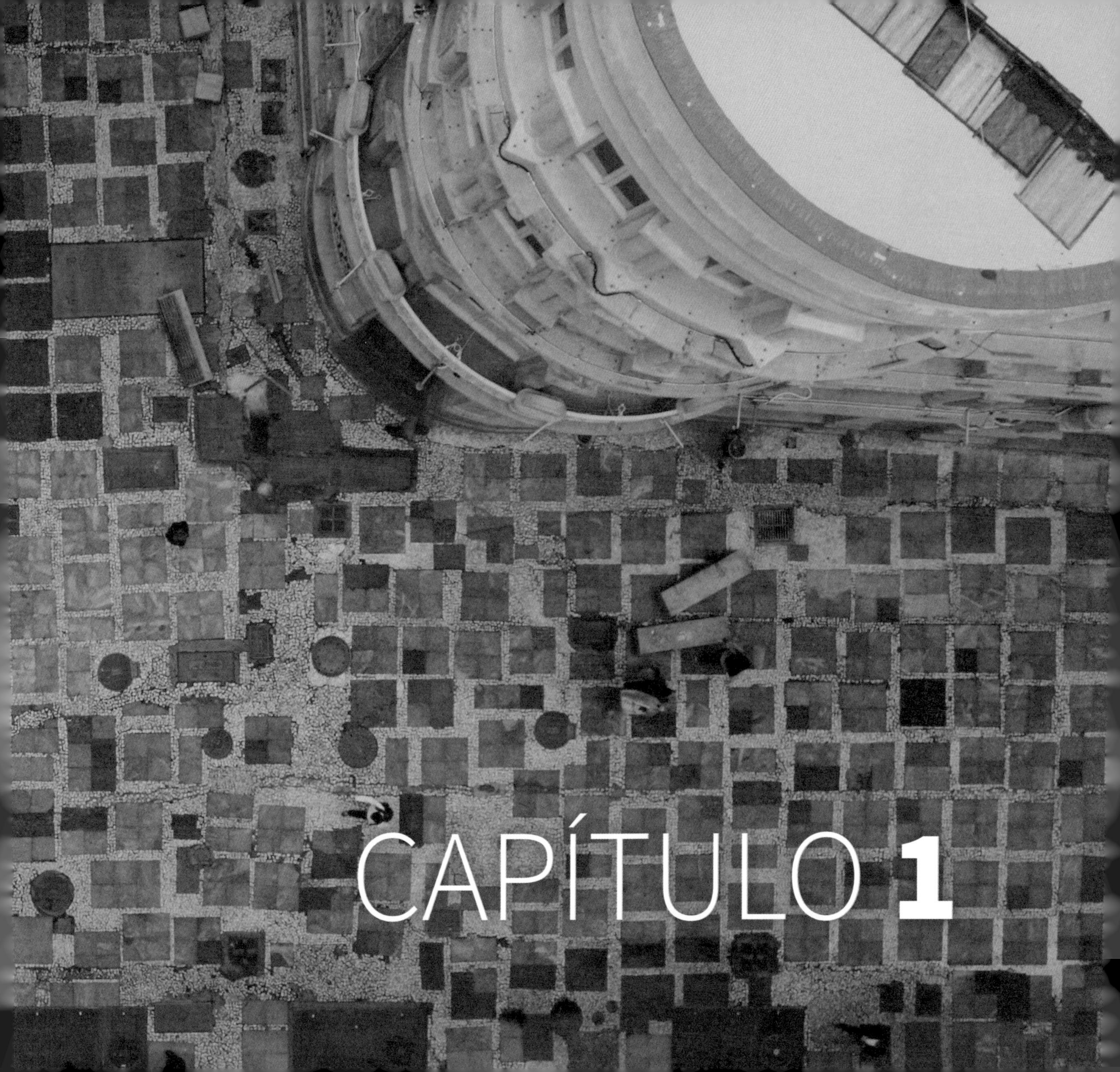

CAPÍTULO 1

A jornada do **corpo** e da **mente**

O QUE É UMA PONTE

Sejam todas e todos bem-vindos ao universo da psicomotricidade, onde cada movimento e gesto ressoam significados mais profundos do que palavras poderiam expressar. Aqui, na alternância entre movimento consciente e reflexo involuntário, criamos a coreografia de uma parte vital da existência humana.

Descobrir a psicomotricidade é como vivenciar um sonho lúcido: é um convite a abandonar o "eu faço" mecanizado e a romper com os sistemas rígidos de controle. Aqui, o ato psicomotor é o mestre; entre erros e acertos, ele nos guia pelo véu da experiência pura.

A PSICOMOTRICIDADE

É um campo que estuda como nos movemos e pensamos há milhares de anos. Ela olha para como as pessoas fazem coisas de maneira cuidadosa e como às vezes acertam e outras erram. É como se a psicomotricidade unisse quem somos por dentro – nossos pensamentos e sentimentos – com o que fazemos com nosso corpo, seja algo palpável ou apenas uma ideia. Ela mostra como nossos cérebros, com suas conexões complicadas, são como líderes que guiam como nos movemos e como entendemos o espaço ao nosso redor. Nossos cérebros reagem ao que acontece ao nosso redor e isso afeta como funcionam, quase como uma música que faz parte da evolução das pessoas e que vai além de onde vivemos ou da nossa cultura.

A psicomotricidade se desdobra como uma dança entre o inato e o adquirido, entre o reflexo e a resposta aprendida. Nessa dança, cada movimento é um verso na poesia do desenvolvimento humano, cada gesto uma palavra que nos fala não só de funções motoras, mas de histórias de vida e emoções vividas. Este campo, tão vasto quanto sutil, nos convida a entender como a corporeidade e a mente se influenciam mutuamente, revelando que cada passo, cada toque, cada olhar, é parte de uma conversa contínua entre o corpo e o espírito.

Através do véu da consciência, a psicomotricidade atua, não como mero movimento reflexo, mas como expressão da totalidade do ser. A cada salto, a cada corrida, a cada gesto tranquilo ou acelerado, estamos na verdade narrando a história do nosso ser no mundo – uma história que é tanto individual quanto universal. Na prática psicomotora, o corpo se torna instrumento e palco, onde as complexidades da mente são encenadas em movimentos que falam mais alto que palavras.

Neste contexto, o educador psicomotor torna-se um maestro, um facilitador que, com sensibilidade e conhecimento, ajuda a harmonizar essa orquestra de movimentos e intenções. Ele guia o indivíduo a explorar as potencialidades de seu corpo, a descobrir a fluidez entre pensamento e ação, e a desenvolver uma linguagem corporal que é ao mesmo tempo única e universalmente compreendida.

Assim, a psicomotricidade não se limita a ser uma disciplina centrada no desenvolvimento de habilidades motoras; ela é uma filosofia de vida, um caminho para a autodescoberta e a autoexpressão. Ela nos ensina que o movimento é mais do que função; é uma arte, um meio de comunicação e uma forma de estar no mundo, onde cada movimento é uma assinatura pessoal no tempo e no espaço.

Concluindo, a psicomotricidade é um convite à integração, ao equilíbrio e à harmonia. É uma prática que celebra a unidade do ser humano e sua interação dinâmica com o mundo, oferecendo um caminho para a saúde e o bem-estar integral. Ao entrelaçar o físico e o mental, o objetivo e o subjetivo, ela nos oferece um mapa para navegar a complexidade da existência com graça, força e propósito.

COLOCANDO EM PRÁTICA

Feche os olhos e sinta a gravidade atuando, a densidade de cada gesto e de cada membro; em seguida, abra-os e contemple o mundo como uma tela viva.

Concentre-se, primeiro, na ponta de seus dedos; depois, sinta a vastidão do seu tronco sendo preenchido de ar. Dê um passeio pelos corredores desconhecidos de sua consciência, onde cada suspiro e batimento cardíaco ecoam o diálogo entre a sua alma e o universo inteiro.

Caminhe pela estrada da espontaneidade, abraçando as experiências que provocam o espírito. Limpe a mente das teias de informações supérfluas para dançar na luz do sentir. É um percurso repleto de desafios, mas é por meio dessa dança que saímos das sombras das reações impulsivas para a luz da ação consciente.

Esta aventura pela psicomotricidade não é apenas um meio de entender a interação entre mente e movimento, mas também um chamado a imergir em quem somos, expressando a dança intricada entre íntimo e coletivo.

À medida que nos tornamos adultos, restringimos gradualmente nossa forma de movimentação pelo espaço em nome de uma rotina mais confortável e menos desafiadora, mais previsível. Fazemos os mesmos trajetos, arrumamos os móveis da casa sempre na mesma configuração e desenvolvemos hábitos sistemáticos.

No processo de envelhecimento, carregado de expectativa e estereótipos, isso se acentua tanto por pressões externas quanto por crenças internas. Assim, nossa exposição aos desafios corporais se torna mais limitada, e os movimentos, ainda mais restritos. É comum considerarmos que, em idade avançada, o corpo se apresenta mais frágil e, por isso, deve ser preservado e protegido de riscos. Mas veremos nesta publicação que deve ser justamente o oposto: quanto mais demandamos do corpo, mais funcionais e ativos nos tornamos.

Somos levados a crer que a psicomotricidade é abordada apenas no início da vida, como capacidade de desenvolvimento. Embora essa fase seja um componente fundamental ao crescimento saudável e pleno do indivíduo, já é possível notar e comprovar que o desenvolvimento cognitivo e o motor são aprimorados durante a vida inteira.

Nesse sentido, é importante observar a oferta de estímulos que os espaços urbanos podem (ou não) oferecer. As moradias, os espaços públicos e a própria configuração das cidades podem incentivar ou inibir o desenvolvimento psicomotor e a exploração ampla de seus benefícios por todas as pessoas, independentemente do momento da vida em que estão.

O TÔNUS DE BASE: ALICERCE DA PSICOMOTRICIDADE E DA EXPRESSÃO HUMANA

O tônus de base é o alicerce que sustenta a psicomotricidade. Essa tensão muscular constante, presente em cada um de nós, ajusta-se de maneira contínua às nossas intenções, interações e ao ambiente ao redor. Originado tanto pela genética quanto pelas experiências fundamentais nos primeiros anos de vida, o tônus de base é uma manifestação profunda de nossa constituição física e de nossa essência.

Esse tônus basal está ligado ao desenvolvimento dos folhetos embrionários – ectoderme, mesoderme e endoderme – que dão origem às diferentes camadas e sistemas do corpo humano. A predominância de um desses folhetos pode influenciar características tônicas ao longo da vida. Pessoas com predomínio da mesoderme, por exemplo, tendem a apresentar uma musculatura mais desenvolvida, enquanto aquelas com predominância da ectoderme geralmente apresentam uma estrutura mais delgada e longilínea, com músculos finos e uma tonicidade mais leve. Já a endoderme contribui para uma constituição mais voltada à robustez dos sistemas internos. Essas diferenças embrionárias afetam o tônus de base, criando uma base única de movimento e interação para cada pessoa.

Desenvolvimento inicial e importância do olhar cuidadoso

Nos primeiros anos de vida, o tônus de base é nutrido e moldado por estímulos fundamentais e pela interação com cuidadores experientes. Um dos aspectos mais essenciais nesse processo é o olhar atento e incentivador de um adulto que observa e apoia a criança em seus primeiros movimentos. Ao ajudar um bebê a gatinhar, andar ou explorar o ambiente, o cuidador contribui diretamente para a construção de um tônus equilibrado e seguro. Essa observação cria um espaço de confiança, permitindo que a criança experimente o próprio corpo sem medo de quedas ou machucados. Assim, o tônus de base começa a ser estruturado como uma plataforma de segurança e adaptabilidade.

Esse mesmo cuidado deve ser presente ao longo da vida, não apenas na infância, mas também na adolescência e na idade adulta. O olhar sensível de um professor de movimento, terapeuta ou cuidador ajuda a manter e refinar esse tônus, permitindo que o indivíduo se adapte às mudanças e desafios de cada fase, inclusive às variações hormonais da adolescência e às perdas hormonais do envelhecimento.

A influência do tônus na adolescência e na vida adulta

A adolescência traz uma reorganização do tônus, marcada por mudanças hormonais intensas, que podem desestabilizar o equilíbrio corporal adquirido na infância. Um adolescente com corpo longilíneo e tônus leve, por exemplo, pode enfrentar dificuldades ao tentar se adequar aos padrões de musculação e tonicidade valorizados atualmente. Ele tende a buscar uma força muscular que não faz parte de sua constituição natural, podendo se frustrar ou até se machucar. Para ele, práticas que envolvem alavancas e coordenação global, como lutas marciais ou natação, oferecem um desenvolvimento mais harmônico e respeitam sua constituição.

Por outro lado, adolescentes com um tônus excessivo, caracterizados por uma musculatura encurtada e forte, podem encontrar desafios em atividades que exigem leveza, alcance ou flutuação, como dançar ou nadar. Suas limitações não devem ser vistas como falhas, mas como aspectos constitutivos que requerem uma abordagem apropriada. Para esses indivíduos, compreender sua própria estrutura tônica é essencial para evitar frustrações e lesões, promovendo uma relação mais saudável com o movimento e com o corpo.

A adaptação do tônus ao longo da vida e o envelhecimento

Com o passar do tempo, o tônus de base continua a se adaptar, e, na vida adulta, pode ser influenciado tanto pela experiência acumulada quanto pelo ambiente e pela cultura ao redor. A perda gradual de tonicidade ou o aumento do encurtamento muscular são processos naturais no envelhecimento, mas eles podem ser geridos de maneira consciente. Um idoso com baixa tonicidade, por exemplo, pode ter dificuldade em controlar sua relação com pesos e medidas, afetando seu equilíbrio e sua segurança em atividades cotidianas. Já um idoso com tônus excessivo e encurtado pode sentir limitações em atividades finas e delicadas, como costurar ou picar alimentos, já que esses gestos exigem controle preciso e leveza.

O processo psicomotor nos ensina que tanto a carência quanto o excesso de tônus devem ser compreendidos e trabalhados. A psicomotricidade não enxerga esses desequilíbrios como falhas ou limitações permanentes, mas como características que requerem atenção e adaptação. O equilíbrio tônico é uma conquista que se constrói ao longo da vida, sendo moldado e aprimorado conforme aprendemos a administrar nossas forças e fraquezas.

A respiração como elemento integrador do tônus

A respiração é um aspecto central na modulação do tônus de base e na integração corpo-mente. Ela é moldada tanto pelos músculos do tronco e pescoço quanto por válvulas internas – como a glote, o diafragma e o períneo –, que colaboram para regular a entrada e a saída de ar. Um tônus de base equilibrado contribui para uma respiração mais fluida e coordenada, ajudando o corpo a manter a prontidão sem tensão excessiva.

Essa respiração consciente, ajustada ao movimento, tem impacto direto na estabilidade emocional e na clareza mental. Dormir sem reter gás carbônico, evitar refluxos e apneias noturnas são aspectos fundamentais que o Método Bertazzo considera, pois distúrbios respiratórios refletem um corpo desajustado às demandas da vida moderna. Um corpo em harmonia respiratória está mais bem preparado para responder de maneira eficiente às exigências do dia a dia, em qualquer idade.

A conexão entre postura, emoção e expressão

O tônus de base influencia diretamente a postura e, consequentemente, as emoções e a expressão pessoal. Uma postura confiante e bem estruturada – com o peso equilibrado, a bacia sustentando o corpo, o peito aberto e o olhar atento – transmite uma imagem de prontidão e segurança.

Por outro lado, uma postura encurvada e movimentos vagarosos podem indicar baixa autoestima ou estados emocionais deprimidos.

A psicomotricidade oferece ferramentas para liberar as tensões posturais acumuladas, ajudando a pessoa a redescobrir uma postura mais aberta e harmoniosa. Assim, o corpo não apenas reflete estados emocionais, mas também se torna um meio de transformá-los, promovendo maior bem-estar e autoconfiança.

Conclusão: o tônus de base como fundamento para a vida plena

É sobre o tônus de base que construímos nossas ações motoras, respostas emocionais e adaptações ao longo da vida. Desde as primeiras interações na infância, guiadas pelo olhar cuidadoso dos adultos, até a autonomia na vida adulta e os desafios do envelhecimento, ele continua sendo um elemento fundamental. Entender e cuidar do tônus de base é um processo contínuo, que requer autoconhecimento, adaptação e o apoio de profissionais e familiares que compreendem a importância dessa estrutura na saúde integral.

A psicomotricidade nos ensina a respeitar e a adaptar o tônus de base, entendendo-o não como uma limitação, mas como uma ferramenta poderosa para uma vida mais consciente, harmoniosa e ativa. Seja em um corpo jovem ou envelhecido, a qualidade tônica é um reflexo da nossa relação com o mundo e um indicador do nosso potencial para viver de forma plena e integrada.

Para entender o tal do tônus de base, imagine um pianista: lá está ele, com aqueles dedos longos e sua postura impecável, aguentando horas à frente do piano. Muitos grandes pianistas têm esse equilíbrio tônico – não precisam de músculos gigantescos, mas de uma coordenação refinada.

Se o tônus fosse exagerado, ele provavelmente ficaria rígido como uma tábua, e a harmonia sonora iria embora. Mas, com o tônus certo para si, ele consegue transformar cada nota em pura elegância.

Agora pense numa bailarina. Se ela tivesse um tônus superforte e rígido, o sonho de se equilibrar na ponta da sapatilha seria complicado. Mas não seria uma falha! É só que, nesse caso, ela precisaria encontrar formas de administrar essa potência, usando a força com leveza e sem perder a graça. Por outro lado, se o tônus fosse mais baixo, não significaria que a dança seria impossível. Ela só precisaria trabalhar para conseguir precisão e firmeza nos gestos, mesmo com um toque de suavidade extra.

E o lutador de boxe? Precisa, sim, de um tônus firme e potente, mas isso não significa que ele deva ser rígido demais. É um equilíbrio entre força e flexibilidade que faz a diferença. Veja nosso Éder Jofre: com a leveza e precisão do tônus bem ajustado, ele mostrou que é possível ser um peso-leve e lutar como um gigante.

Esses exemplos mostram que o tônus de base, seja ele forte, frágil ou algo entre os dois, não é uma falha, mas uma característica. O segredo está em aprender a administrar o que se tem. Se o seu tônus é mais forte, o desafio é usá-lo com sutileza; se é mais leve, o foco é encontrar estabilidade e precisão. No final das contas, o que importa não é ter o "tônus perfeito", mas entender o seu corpo e extrair o melhor dele – com leveza, força e, por que não, uma pitada de elegância.

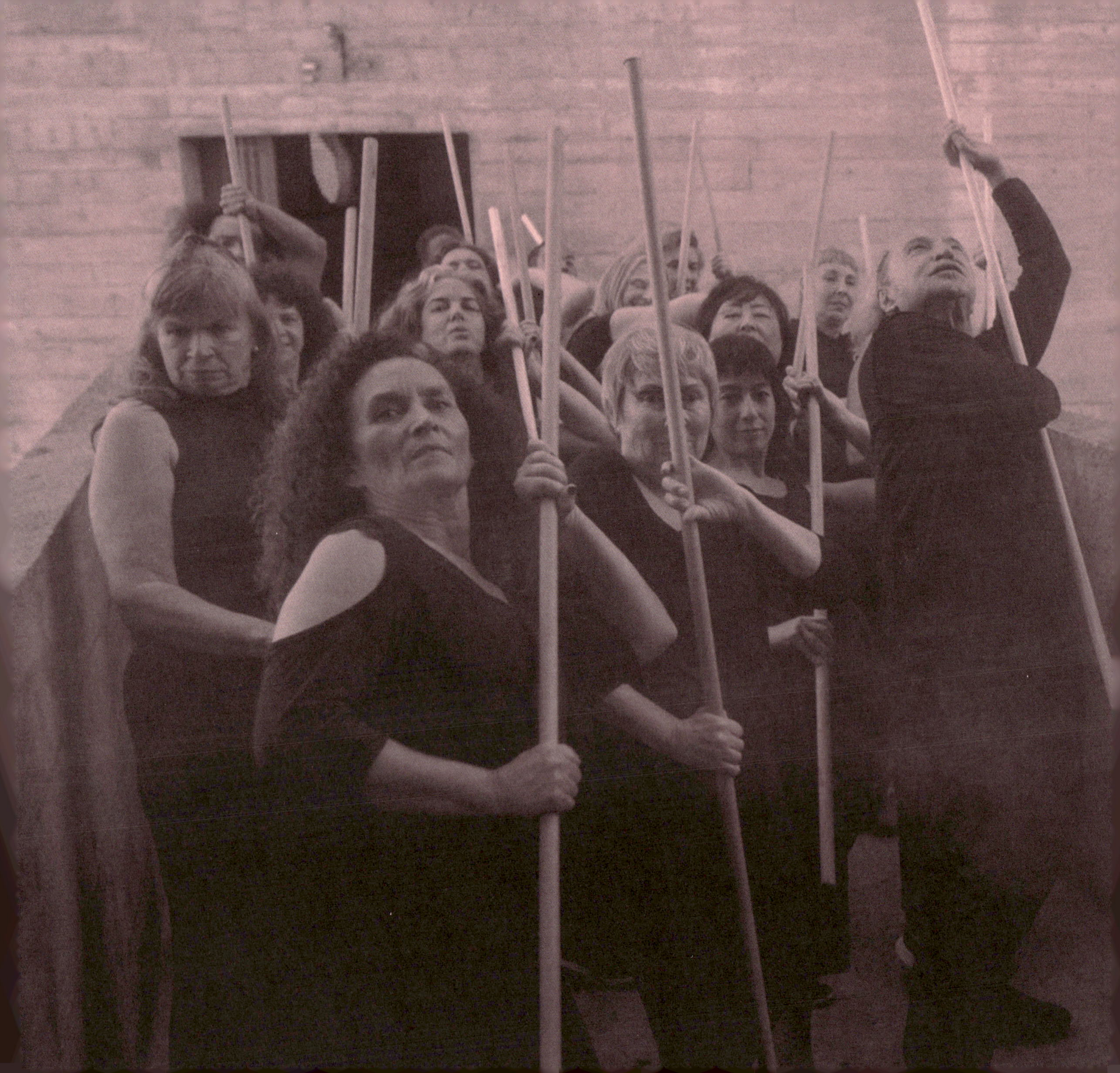

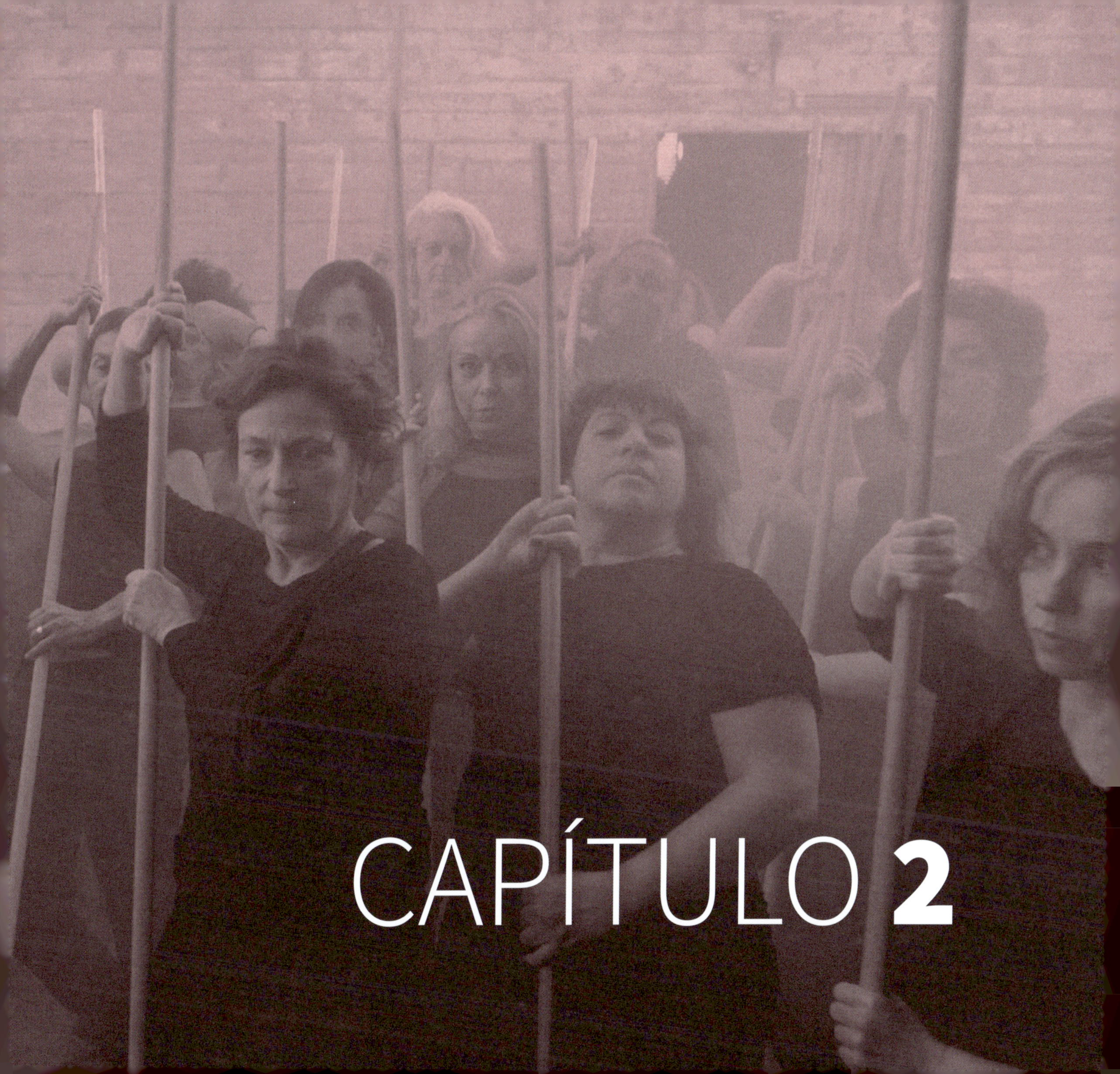

CAPÍTULO 2

O corpo e a mente na **expressão** do **gesto**

CAVALO SOLTO NO PASTO

A psicomotricidade estuda como o cérebro coordena os movimentos corporais. Os processos de coordenação psicomotora se iniciam já no útero e são influenciados tanto pela genética como pelas vivências corporais. Com o passar do tempo, as redes neuronais se formam e se tornam cada vez mais complexas, atuando como maestros regendo a expressão do gesto e nos ajudando a entender o entorno. Elas são como uma bússola para os sentidos, guiando-nos em uma coreografia que compõe a evolução, transcende as barreiras sociais e culturais e se manifesta no gestual de cada um.

A psicomotricidade conecta o que somos intimamente – nossos pensamentos e sentimentos – às sensações corporais. Em outras palavras, esse saber atua como uma ponte entre o neurológico e o psicológico.

É como se o nosso cérebro orquestrasse cada toque, cada olhar em uma conversa prolongada com o corpo. Nossos movimentos não são apenas reações instintivas, mas também reflexos aprendidos que, contando histórias a nosso respeito, contribuem para o crescimento pessoal.

É importante o aprendizado de como o cérebro favorece a vida, articulando simultaneamente diferentes aspectos, como o racional, o intuitivo, o sensível e o protetor. Ele é constituído de uma estrutura dinâmica e pode modificar-se em qualquer idade, desde que haja estímulos: isso é o avesso da ideia comumente aceita de que, quando envelhecemos, esse órgão se torna uma estrutura fixa e enrijecida.

Uma rede de neurônios filogeneticamente originada inclui o cérebro e suas conexões neurais. Ela mostra muito da experiência corpórea de cada um, do quanto cada pessoa foi exposta (ou não) a desafios, e de como o meio inscreveu-se no seu desenvolvimento. É possível reconhecer as reações refletidas nos movimentos e na cognição.

Afirmar que as redes neurais são filogeneticamente originadas destaca sua origem, mostrando como elas evoluíram a partir de estruturas mais simples em organismos ancestrais para formas mais complexas em espécies modernas.

A filogenia é como uma árvore genealógica, mas para todas as formas de vida na Terra. Assim como uma árvore genealógica mostra as relações de parentesco entre membros de uma família, a filogenia mostra como diferentes espécies se relacionam entre si ao longo do tempo. A base, ou "raiz", representa o ancestral comum mais antigo de todos os seres vivos. Os "ramos" da árvore representam diferentes grupos de organismos que, ao longo de milhões de anos, foram se diversificando a partir desses ancestrais.

No que diz respeito ao aspecto psicocomportamental, o modo como reagimos às demandas externas e o modo como vivências pessoais modelam as tensões internas caracterizam cada gesto, postura e expressão facial.

Com tudo isso, podemos afirmar que a psicomotricidade é uma prática transformadora, que indica a interdependência entre ação e percepção, movidas por conexões cerebrais fisicamente manifestadas.

O MÉTODO BERTAZZO

O Método Bertazzo, em particular, incentiva o mergulho no universo de conhecimento corporal e percepção, buscando a harmonia entre a percepção e a ação.

Ao considerar como base a psicomotricidade, o método ressalta a importância de compreender seus princípios teóricos, mas, sobretudo, de integrar a prática cinética na abordagem. O termo "cinética" vem do grego *kínesis*, que significa movimento, isto é, tudo que envolve ação, como exercícios físicos, dança, esportes e até mesmo certos tipos de terapia, ativando os processos cerebrais e físicos na base da experiência corpórea.

> “Na vida desperta, mesmo sem nos darmos conta disso, nossa atenção é continuamente convocada, mesmo que não sintamos a intensidade do chamado, pois a diferenciação que faz algo passar da afeição à atenção já age na simples imersão de algo qualquer no plano perceptível. A atenção, assim, tem origem na intensificação de algo que nos afeta e se sobressai entre os estímulos e acontecimentos evidentes na consciência.”
>
> **CRISTIANO BARREIRA**

OS MECANISMOS CEREBRAIS E A SINAPTOGÊNESE

Ao avançarmos nesse conhecimento de como o cérebro funciona, confirmamos que certas práticas nos mantêm ativos por mais tempo, além de lúcidos e hábeis na tomada de decisões. Essa vitalidade durante o envelhecimento conta com um processo denominado sinaptogênese. Por meio da sinaptogênese, o cérebro se adapta e evolui, criando sinapses, isto é, formando novas conexões entre os neurônios.

Essa plasticidade permite ao cérebro ser esculpido pelos estímulos recebidos do ambiente e pelas necessidades do corpo. Isso vai afiando nossas percepções, como se fossem lâminas finamente polidas. Cada detalhe contribui para a escultura neural que define nossa interação com o todo.

A EXPRESSÃO FÍSICA MOLDADA PELO PSIQUISMO

Em uma conversa, é comum alguém dizer algo com os lábios, enquanto o corpo inteiro conta outra história. Sim, as atitudes corporais muitas vezes contradizem as expressões orais e revelam mais de nosso íntimo do que gostaríamos. Isso acontece porque ações e posturas são marcadas por emoções e experiências subjetivas.

O estresse e a ansiedade, por exemplo, afetam e limitam nosso potencial de expressão física. Mas dá para reverter isso. Solicitar mais do corpo e praticar atenção plena são atitudes que podem erradicar os "vírus" emocionais na origem desse desconforto, facilitando uma expressão mais prazerosa, saudável e autêntica. Afinal, em cada gesto sempre há uma expressão cinética da psique.

A prática psicomotora previne a ansiedade e até mesmo a depressão. Cada vez que realizamos um movimento de maneira consciente, damos abertura à regulação emocional, adaptando-nos a situações ambientais que fortalecem a socialização e, simultaneamente, o vínculo com pensamentos, sensações e sentimentos mais coerentes com a realidade.

Isso nos põe em contato direto com cada instante, com o espaço ocupado e com a intencionalidade. Aos poucos, nessa busca, tornamo-nos capazes de movimentar-nos com maior desenvoltura e economia, além de nos apropriarmos das causas de cada expressão motora e de suas possíveis consequências.

AUTOCONSCIÊNCIA E AUTORREGULAÇÃO

A relação entre a psicomotricidade e o desenvolvimento integral revela como cada um de nós vivencia essa integralidade e busca encontrar seu equilíbrio. Algumas escolhas podem nos levar a uma existência mais ou menos tensa, mais ou menos consciente, mais ou menos prazerosa. Como podemos explicar isso? A prática psicomotora nos ajuda a compreender.

Na infância, é ela que estabelece as bases do desenvolvimento cognitivo, emocional e social. Ao brincar num parque, por exemplo, a criança planeja como escalar um escorregador e imita as outras. Isso aperfeiçoa suas habilidades cognitivas; às vezes tropeça, às vezes se fere: esse tipo de situação ensina a lidar com a frustração e, assim, a moldar a resiliência. Talvez escolha jogar queimada ou realizar algum outro esporte, e esse exercício feito em grupo irá reforçar sua empatia e suas habilidades sociais. Por sua vez, ao reconhecer seu cansaço e decidir pausar um pouco, ela desenvolve a autorregulação, fundamental no autoconhecimento. Cada brincadeira e jogo, portanto, faz parte de uma fase de crescimento harmoniosa.

Assim, incorporar atividades psicomotoras na educação promove um estilo de aprendizagem que melhora a coordenação, estimula a criatividade e a resolução de problemas, além de fornecer a cooperação. Essa abordagem construtivista enfatiza a importância da experiência direta e da interação com o ambiente no processo educativo. Portanto, devemos prosseguir com o intuito de que o processo de amadurecimento psicomotor, iniciado na infância, não cesse com o tempo. Pelo contrário, ele deve se refinar e continuar ao longo de toda a vida, permitindo que o jogo, as brincadeiras e os movimentos conscientes não apenas previnam o envelhecimento, mas também mantenham a mente e o corpo em constante adaptação e desenvolvimento. Esse contínuo desafio ao corpo e à mente é o que nos mantém alertas, criativos e aptos a enfrentar as transformações inerentes ao processo de viver, permitindo uma vida mais plena e ativa, em todas as suas fases.

Nesse âmbito, a psicomotricidade vai além de simples exercícios físicos. Ela abraça uma filosofia de aprendizado que reconhece o corpo como um veículo de conhecimento. Atividades psicomotoras no currículo auxiliam no desenvolvimento neuromotor das crianças e estimulam o processo ativo de construir significados a partir de experiências tangíveis.

É possível prolongar esse desenvolvimento psicomotor: basta nos libertarmos de preconceitos e estereótipos e nos aventurarmos em situações desafiadoras que despertam sentidos.

APRENDIZADO PARA SEMPRE

No sofisticado balé neural, no qual ação e percepção se entrelaçam, ressoa uma sinfonia de conexões. Conforme navegamos na intrincada trama de notas da composição cerebral, descobrimos quem são os regentes dessa orquestra, quem determina a expressão de si em cada passo, em cada escolha consciente: nós mesmos! Somos nós os maestros!

PROCESSO DE APRENDIZAGEM: TRÊS PRINCÍPIOS

Os princípios de aprendizagem destacados a seguir evidenciam o papel dos estímulos ambientais e das ações voluntárias nos processos cerebrais e no comportamento humano em todas as etapas da vida. Eles têm como referência vários estudos do processo de aprendizagem, mas, sobretudo, estão ancorados na observação prática do Método Bertazzo – desde que foi iniciado e durante sua constante aplicação.

Esses princípios nos fornecem *insights* fundamentais à compreensão da neuropsicologia e à aplicação de estratégias de reabilitação cognitiva: são técnicas e métodos para ajudar indivíduos a recuperar, melhorar ou compensar habilidades cognitivas afetadas por lesão cerebral, doença neurodegenerativa ou outros fatores. Essas habilidades incluem memória, atenção, linguagem, habilidades visuais e espaciais, além de funções executivas de planejamento e tomada de decisões, como o treinamento de memória e atenção, a terapia de linguagem e fala, o uso de ferramentas de compensação e exercícios de funções executivas.

Na condução das atividades com adultos e pessoas idosas, é fácil notar que não existe idade certa para aprender algo novo nem há impedimento à experimentação consciente de movimentos e gestos. Com isso, sempre é possível rever posicionamentos, crenças de limitação e até mesmo a sensação de esgotamento de possibilidades.

Primeiro princípio da aprendizagem

O primeiro princípio da aprendizagem nos leva a compreender que nossas vivências têm impacto significativo na constituição cerebral. Habilidosas artesãs, elas moldam a estrutura e a função dos neurônios. Como? Continuamente influenciando a formação de ramificações dendríticas, cruciais tanto na plasticidade sináptica – que é a capacidade do cérebro de mudar e se adaptar em resposta a novos estímulos – quanto na comunicação entre os neurônios.

É como se cada novidade fosse um pincel marcando traços singulares na tela em branco que representa um cérebro em formação. Esses traços dizem respeito a memórias, habilidades, conhecimentos adquiridos... No entanto, assim como um jardim precisa de água e nutrientes para florescer, nossos neurônios dependem de estímulos para evoluírem plenamente. A falta de estímulos físicos, emocionais ou intelectuais pode resultar em um jardim "árido", onde o crescimento neural é sufocado.

Por outro lado, um ambiente rico em estímulos oferece as condições ideais para o florescimento da saúde cerebral. Desde conversas interessantes até atividades criativas e educacionais, tudo pode nutrir nossos neurônios, criando um ambiente instigante e cheio de vida. É como um solo fértil nutrindo as raízes de uma árvore, fortalecendo as conexões neurais e expandindo-as ao longo do tempo. Nesse sentido, à medida que envelhecemos, o grande risco não está apenas nas mudanças físicas, mas em habitar uma espécie de fronteira vazia. Essa fronteira é feita de isolamento, onde o aprendizado e o convívio social são gradativamente deixados de lado. Ao habitarmos essa fronteira vazia, nos afastamos das interações e dos estímulos que mantêm a mente e o corpo vivos. Esse isolamento, mais do que qualquer outro fator, é a verdadeira raiz do envelhecimento, pois nos desconecta da constante troca com o mundo, essencial para mantermos nossa vitalidade e saúde mental.

A riqueza dos estímulos de um ambiente pode proteger contra os efeitos negativos do envelhecimento, como as perdas e a dificuldade de locomoção. Ao mantermos nossas conexões neurais robustas e flexíveis, ficamos mais bem preparados para enfrentar questões mais difíceis que o envelhecimento traz.

Dessa maneira podemos envelhecer com resiliência e adaptabilidade, aproveitando ao máximo as habilidades emocionais e cognitivas.

Segundo princípio da aprendizagem

O segundo princípio da aprendizagem combate a visão ultrapassada de que a constituição cerebral é uma sentença definitiva desde o nascimento. Essa nova perspectiva revela que o cérebro não cessa de gerar neurônios logo após o nascimento. Em vez disso, áreas específicas do cérebro associadas à memória e ao aprendizado, como o hipocampo e o giro dentado, são identificadas como locais onde ocorre neurogênese, processo contínuo de formação de novos neurônios.

Um aspecto fundamental dessa descoberta é como cada situação vivida afeta o desenvolvimento cerebral: as sinapses estão intrinsecamente ligadas às experiências físicas e psicológicas.

Se tomarmos como exemplo o estresse, seja ele de origem física ou emocional, podemos perceber suas marcas na formação de sinapses, afetando o processo de aprendizagem e reduzindo a concentração e a absorção de conceitos ou formas de expressão corporal.

A natureza dinâmica e adaptável do cérebro é comparável às das marés, que moldam as praias. Como as marés esculpem a costa ao longo do tempo, o que vivenciamos modela a estrutura e o funcionamento do cérebro, formando a capacidade de aprender e memorizar informações.

Por fim, mais uma vez ressalta-se a importância de manter um estilo de vida ativo tanto física quanto mentalmente. Isso define a forma do envelhecimento cerebral. Melhores práticas transformadas em hábitos podem, sem dúvida, resultar em uma mente ágil e vibrante em qualquer faixa etária.

Terceiro princípio da aprendizagem

O terceiro princípio da aprendizagem conduz a uma compreensão maior da relação entre as ações voluntárias e a melhoria dos processos cerebrais.

Imagine que ações desse tipo são como sementes, prontas a germinar e florescer no solo fértil da saúde cerebral, e as interações nutrem e expandem os potenciais perceptivos e espaciais.

Agora pense na borboleta que delicadamente emerge de um casulo. Essa imagem ilustra o transporte a novas dimensões de saber a cada passo que damos, a cada toque que sentimos e a cada olhar que lançamos.

A constante interação entre percepção e ação nos permite ajustar e calibrar nossos mecanismos internos. À medida que nos movemos, os sentidos captam e processam dados participantes de decisões e comportamentos. Agir conscientemente é criar quem somos e quem seremos.

"Ainda, o meio em que a pessoa se encontra vai influenciar a forma como ela se movimenta. Se a pessoa está sempre no mesmo local com poucos estímulos, ela vai se acomodando em sua resposta motora. Desta forma, atividades como manipular objetos, cuidar do jardim, cozinhar ou realizar diferentes tarefas, influenciam positivamente neste contexto. Vale ressaltar que, no processo de envelhecimento, é muito importante que se busque um estilo de vida mais ativo que contribua para uma melhor qualidade de vida. Ter o aparelho locomotor em atenção representa um saldo bastante positivo na saúde física e mental."

RICARDO MARIO ARIDA

Soluções psicomotoras aos desafios contemporâneos

A velocidade imposta pela era digital inunda tudo e às vezes nos afoga. Nesse contexto, a psicomotricidade oferece um antídoto à possível alienação digital e à possível deterioração da saúde mental causada por esse ritmo – distante do natural – e pelo excesso de informações.

As práticas psicomotoras restabelecem a conexão humana e a presença física, fortalecem o sentido de comunidade e, portanto, combatem os efeitos do isolamento e do sedentarismo, favorecendo a saúde mental.

Movimentar-se de modo consciente se torna uma resistência à desconexão comum na cultura digital, um lembrete da importância de estarmos presentes no corpo e nas nossas comunidades.

Por oferecer *insights* sobre evolução humana numa abordagem integradora, a psicomotricidade é uma disciplina emergente e basilar e precisa estar inserida nos processos educativos. O campo de pesquisa da psicomotricidade não é estático, ele evolui, influenciando positivamente diferentes áreas, como o *design* urbano, a psicoterapia, a educação e até mesmo a aplicação assistida da tecnologia.

A pesquisa constante é vital na reflexão sobre como as práticas psicomotoras podem ser adaptadas e melhoradas no atendimento às necessidades de uma sociedade em transição. Esta publicação participa dessa busca, expondo relações entre o corpo que envelhece, os espaços construídos, as possibilidades de conexões cerebrais e a nossa percepção de tudo isso no âmbito da consciência individual e coletiva.

A psicomotricidade e as questões ambientais

Com maior consciência de nossos movimentos e ações, reconhecemos mais facilmente nossa interdependência com o mundo natural, apoiando práticas que beneficiam tanto a saúde pessoal quanto a planetária. A sustentabilidade é uma preocupação crescente, e a psicomotricidade oferece uma espécie de plataforma na qual é possível que cada um descubra como viver melhor, contribuindo com uma realidade mais sustentável e equilibrada, em que o respeito pelo corpo e o respeito pela Terra participam de um ciclo virtuoso de cuidado mútuo. Esse movimento começa de dentro para fora, do individual para o coletivo, desde o corpo inserido no contexto da vida.

Com isso...

Podemos perceber que a psicomotricidade é muito mais que uma disciplina ou uma prática. Cada aspecto abordado ao longo deste capítulo ressalta a importância fundamental da psicomotricidade como uma espécie de filosofia de vida. Ao integrar aspectos físicos, mentais e emocionais, ela se torna uma poderosa ferramenta.

Vimos também, nessa jornada, que o nosso cérebro – esse parceiro dinâmico e resiliente – continua a se adaptar e a crescer em resposta ao que experimentamos. Sua plasticidade permite que mantenhamos a saúde mental, capacitando-nos a enfrentar os obstáculos e a aproveitar cada fase vivida.

Em um mundo cada vez mais dominado pela tecnologia, a psicomotricidade oferece uma âncora que nos mantém seguros no que é próprio do humano, lembrando-nos da importância vital da dimensão corpórea e das interações humanas genuínas.

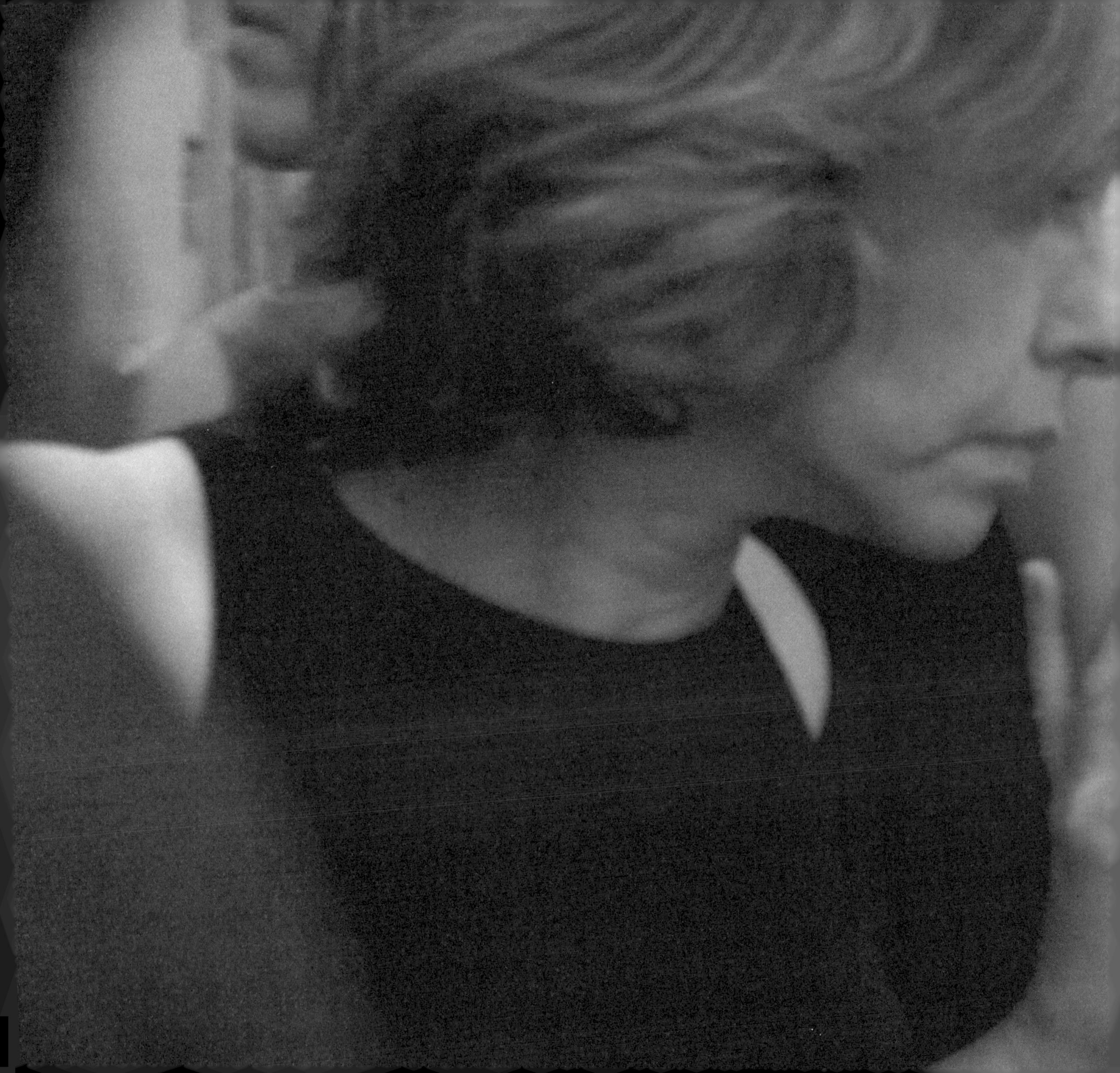

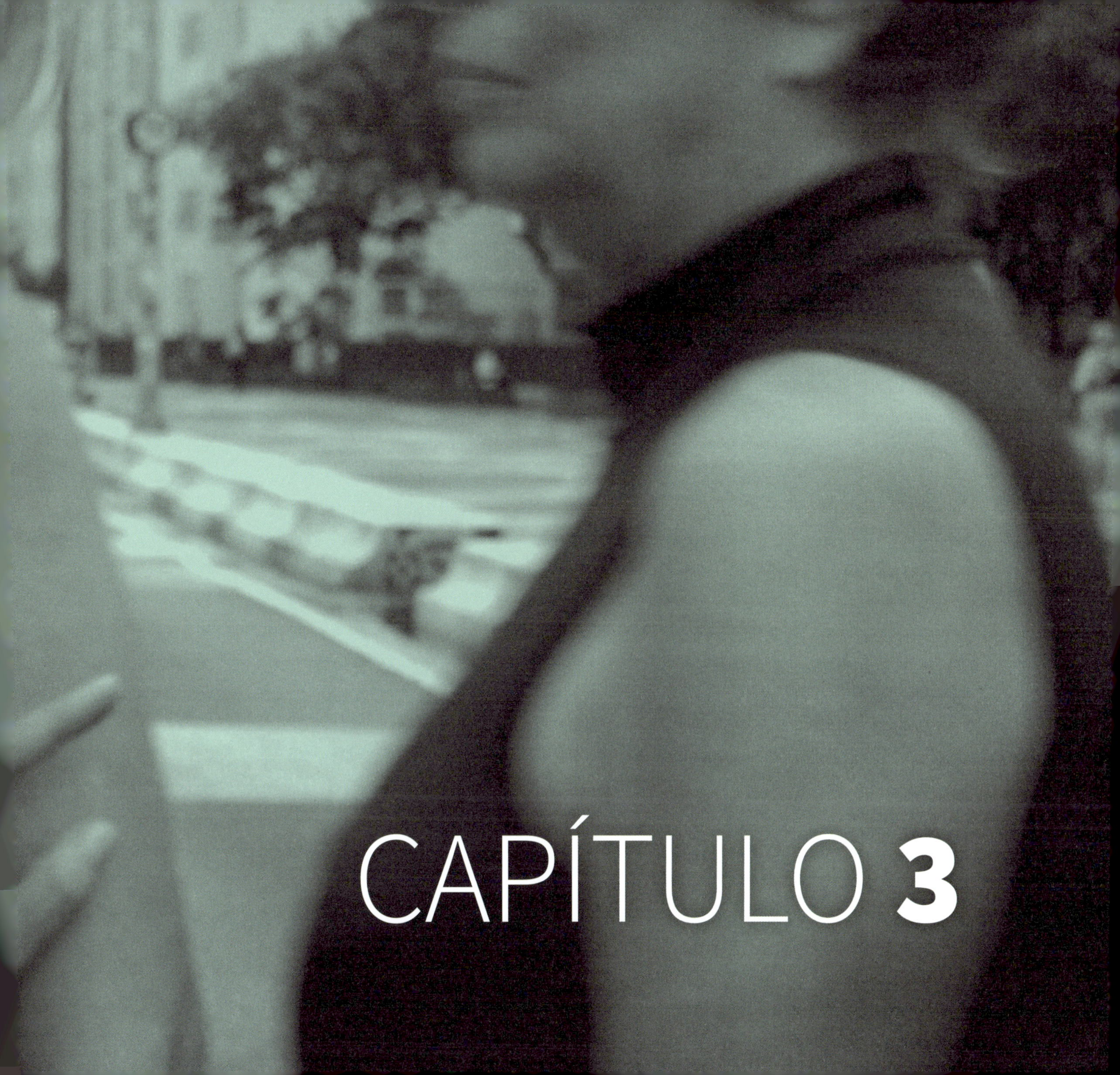

CAPÍTULO **3**

A **possibilidade** de **renovação** do corpo e da mente

SENESCO ERGO SUM (*)

Para mergulharmos ainda mais nessas reflexões, agora convoco você ao encanto e ao envolvimento com a odisseia do envelhecimento, uma tapeçaria viva feita na interseção do pessoal e do tecnológico.

Imagine uma sociedade em que o avançar dos anos é saudado como o despertar de um novo dia repleto de possibilidades e aprendizados. Na paisagem vibrante da modernidade, onde a tecnologia tece linhas invisíveis nos conectando, surge um chamado para tecermos outra vez o comunitário com base na experiência e na sabedoria dos mais velhos, enfrentando a alienação digital.

INSPIRAÇÕES NA REFLEXÃO ACERCA DA EXISTÊNCIA

Inspirados na sabedoria de grandes pensadores, como Bergson, Heidegger, Arendt e Foucault, iluminamos nosso caminho e paramos para refletir sobre o valor do instante, da autenticidade de nossa existência, da ação no espaço público e das infinitas possibilidades de crescimento e transformação pessoal.

Continuando a tecer as ideias como quem esquadrinha o universo vasto, podemos ir mais fundo, até a essência do envelhecimento, em tudo o que ele abrange, expondo um leque de reflexões relevantes a todos nós.

Ouvindo autoras e autores que se dispuseram a pensar seriamente nas questões citadas, reconhecemos o envelhecimento não como um fim, mas como uma longa viagem de descoberta e contribuição. A seguir, apresentamos fragmentos de alguns desses trabalhos filosóficos.

(*) Envelheço, logo existo. (N.E.)

Henri Bergson (1859-1941)

Filósofo e diplomata francês, ganhador do prêmio Nobel de Literatura em 1927, Bergson é conhecido principalmente por seus ensaios sobre dados imediatos da consciência.

PONTO DE REFLEXÃO

Na *durée* (duração) de Bergson, deparamo-nos com uma perspectiva temporal que transcende a mera passagem de segundos, minutos e horas. Trata-se de um fluxo de experiências acumuladas, camadas sobre camadas, de vivências entrelaçadas às nossas percepções do presente.

Somados uns aos outros, os momentos temporais que fazem o correr do tempo formam um todo indivisível e coeso. Por ser qualitativo, o tempo vivido é incompreensível para a inteligência lógica: ele depende da vivência e do impacto dela em cada indivíduo. O tempo e o espaço não são da mesma natureza. A consciência (duração interna) e o tempo especializado se opõem. O tempo vivido é o passado vivo no presente e aberto ao futuro.

Nesse prisma, o envelhecimento não é uma contagem regressiva, mas um acúmulo de sabedoria, um manancial de memórias que enriquecem cada momento.

Martin Heidegger (1889-1976)

Filósofo e professor alemão, expôs suas ideias sobre a existência do ser num dos seus principais trabalhos, *Ser e tempo*.

PONTO DE REFLEXÃO

Heidegger, com seu conceito de "ser-no-mundo", lembra-nos do valor da autenticidade, de viver uma vida que ressoe verdadeiramente quem somos. Na jornada do envelhecimento, essa autenticidade é ainda mais crucial. As escolhas, os caminhos que tomamos e as conexões que cultivamos refletem nossa essência. A preocupação, nesse contexto, não é um fardo, mas uma trama de relações significativas que construímos e que definem nossa existência.

Na sua bagagem filosófica, o “ser-no-mundo” aparece como uma das características do *Dasein* (“ser-aí”), que entende o humano como um ser que habita e convive no e com o mundo. O ser humano não é uma consciência separada do exterior, ele habita determinado espaço geográfico e certo período histórico, estabelecendo relações com as pessoas e com os objetos com os quais convive.

Entender a pessoa como um “ser-no-mundo” é compreender que cada um desenvolve diferentes significados e valores de acordo com o tempo e com o espaço nos quais constitui relações.

Nossas experiências internas são o resultado de nossas experiências externas. Portanto, não existe um ser neutro. Todos somos modificados pelas condições e pelas circunstâncias de onde habitamos (naquele tempo e naquele espaço específicos da nossa existência).

Hannah Arendt (1906-1975)

Filósofa e política alemã, foi uma das pensadoras mais influentes do século 20.

PONTO DE REFLEXÃO

Hannah Arendt, ao discutir o “espaço de convivência”, ilumina o valor incomensurável da ação e do discurso no espaço público. Apresenta o espaço público a partir de uma concepção do que é política, compreendendo o sentido e a medida da política através da ação e da liberdade públicas.

Trata a esfera política em contraposição ao "mundo privado", que anula o sujeito e o destitui da fala e da capacidade de reflexão. Traz como proposta de solução a ideia de que vida pública é o espaço da liberdade, da fala, do discurso, na qual o poder de argumentação, a partilha do poder e o processo de decisão sobre a vida pública são realizados pela participação coletiva.

Para as pessoas idosas, esse espaço é um palco onde é possível manifestar suas contribuições únicas, onde sua experiência e sabedoria podem ser compartilhadas e celebradas. Aqui, a inovação não tem idade; a capacidade de iniciar o novo e influenciar a comunidade é uma chama que não se apaga com o passar dos anos.

Michel Foucault (1926-1984)

Filósofo, historiador e teórico francês, é conhecido por suas análises críticas sobre o poder, a disciplina e a sexualidade.

PONTO DE REFLEXÃO

Foucault e suas "tecnologias de si" trazem à tona o poder da autotransformação e do cuidado de si. Apoiado num conjunto de técnicas performativas, o sujeito é incitado a agir e até a operar modificações em seu corpo, em seu pensamento e em sua conduta. Como a referência da vida comum é a vigilância e os princípios morais que a regem, o sujeito é capaz de balizar sua existência transformando e modificando a expressão de sua singularidade.

Em suas investigações sobre as sociedades, teorizou sobre como o comportamento individual e os indivíduos são submetidos a diferentes formas de controle e normatização. É possível perceber a subjetividade por meio dessas práticas ou técnicas nas quais se indicam aspectos de como nos revelamos, de como avaliamos o que fizemos e o que deveríamos ter feito e de como comparamos nossas ações e intenções com as de outros indivíduos.

Muitos dos mitos e das crenças que temos em relação ao envelhecimento vêm desse sistema estético e moral que cria regras, deveres, proibições e impedimentos, que diz o que é adequado ou não em cada etapa da vida.

O ESTIGMA DO ENVELHECIMENTO E AS POSSIBILIDADES DA LONGEVIDADE

Diante da indulgência de prazeres passageiros, a sociedade tem a missão de promover a plena expressão do potencial acumulado, transmutando o envelhecimento em uma sinfonia de realizações coletivas e crescimento contínuo.

Na dança de hiperconexões que caracteriza nossa era, devemos buscar a verdadeira melodia – a das interações significativas, a das vozes experientes que têm histórias para contar e lições para ensinar.

As políticas públicas, na regência dessa orquestra, são chamadas a criar e a implantar espaços de inclusão e aprendizado, palcos onde a sabedoria dos idosos se torne a luz do amanhecer, anunciando não um crepúsculo, mas sim um raiar de novas aventuras e descobertas.

“Os desafios das políticas públicas é garantir que os espaços e os territórios possibilitem às pessoas envelhecerem. E que as pessoas idosas possam escolher o lugar onde elas querem envelhecer.”

ALEXANDRE DA SILVA

Longe de carregar um estigma, o envelhecimento pode convidar à celebração, à transformação da solidão em solidariedade, em convivência. O investimento em si mesmo, a prática do autocuidado, o simples ato de caminhar, o cuidado com a higiene pessoal e o respirar com consciência tornam-se atos afirmativos – uma declaração de vitalidade, um manifesto à participação na comunidade.

Ao antever transições referentes às fases da vida, como a menopausa e a andropausa, devemos abraçar um estilo de vida ativo e consciente. Hortas coletivas, ateliês de reparo e centros de lazer se tornam oásis de interação, onde o conhecimento flui livremente e a voz das pessoas idosas, amplificada, ensina e inspira. Nesse cenário, cada pessoa, jovem ou idosa, sente-se uma peça fundamental do mosaico social, um elo indispensável na corrente da humanidade.

> “A promoção de saúde, a possibilidade de maior instrução e desafios intelectuais, a proteção dos direitos e a igualdade de condições da população e uma maior participação social formam o conjunto de pontos de partida para a instalação de boas políticas públicas em prol de um envelhecimento saudável.”
>
> **CRISTINA MADI**

Quando nos permitimos refletir sobre as fases da vida, novas compreensões sobre o envelhecer acontecem e, assim, desdobramos mais uma camada da realidade. Essas reflexões abrem portas para todos, convidando-nos a participar ativamente na construção de uma sociedade que não apenas respeita, mas honra e se encanta com a jornada de cada vida, em todas as suas etapas.

Vivemos hoje o fenômeno da longevidade, que traz novas perspectivas ao processo de envelhecimento e cria necessárias discussões sobre a “validade” das pessoas no decorrer do tempo. Com os avanços da medicina, com as possibilidades de escolha, de manter uma vida produtiva e, sobretudo, criativa e prazerosa, as questões do uso do tempo e da permanência maior das pessoas idosas no convívio e na atuação social têm modificado as crenças sobre o que significa envelhecer. É possível manter um corpo funcionando com destreza e uma mente ativa a partir de posicionamentos mais positivos sobre o que significa envelhecer.

Na atualidade, estamos atravessando justamente uma fase de transição, uma fase em que alguns conceitos sobre o que se deve fazer na velhice já não se aplicam mais e na qual é mais que necessário pensar e planejar como lidaremos com o tempo de vida, que comprovadamente tem se tornado mais extenso.

“A preparação para o envelhecimento passa pela aceitação da passagem do tempo e pelo entendimento de que o tempo para fazer as atividades de interesse, para sonhar, para realizar projetos é aquele que não está pautado numa determinada faixa de idade. A capacidade de aprender não acaba. Esse é um dos pilares do envelhecimento ativo. Os outros pilares se baseiam nas questões cognitivas, na interação social e no cuidado com o corpo, com a saúde.”

CRISTINA MADI

Com a prevalência da tecnologia e da digitalização, muitas possibilidades se abriram e se mostraram boas pontes para a inclusão e participação ativa das pessoas idosas. Elas são convidadas a se engajar em novas formas de comunicação, aprendizado e interação, afirmando sua presença na sociedade digital.

“As empresas esperam que as pessoas mais velhas estejam atualizadas tecnicamente. Não como nativos digitais, mas que estejam abertas a aprender, que sejam curiosas e que tenham humildade para serem geridas por pessoas mais novas.”

MÓRRIS LITVAK

"Existe um estereótipo de que as pessoas mais velhas não sabem lidar com novas tecnologias, são lentas, desatualizadas, não estão abertas às novidades, esse tipo de coisa. É importante explicar para as empresas que é necessária uma sensibilização interna que oriente todo o grupo para a recepção de pessoas idosas. O ambiente precisa estar propício à integração, uma vez que existe preconceito dos dois lados: os mais novos acham que os mais velhos não são capazes e os mais velhos se sentem mais capazes por conta da experiência."

MÓRRIS LITVAK

Na atualidade, nosso desafio e compromisso é criar uma cultura que suporte e celebre o envelhecimento, uma sociedade empenhada em manter as pessoas idosas ativas, criativas e participativas. É missão de todos garantir que o envelhecimento seja uma jornada justa e alegre, garantindo a dignidade e o contínuo aperfeiçoamento da experiência humana.

Ao contemplar os sentidos e suas mudanças durante o envelhecimento, podemos fazer vários paralelos com a percepção corporal e seus reflexos na vida. A audição seletiva, a visão que busca significado além da superfície, o tato que busca conexões mais profundas, o olfato e o paladar que nos conectam às memórias e emoções, e mesmo o equilíbrio, que simboliza a harmonia interna, oferecem-nos pistas de que envelhecer não é obrigatoriamente perda, mas possibilidade de aprender, sentir e participar continuamente.

Nesse contexto, envelhecer com dignidade é manter um diálogo constante entre a subjetividade e a contribuição para o mosaico de nossas comunidades. Trata-se de uma tapeçaria repleta de significado, que celebra cada estágio como um elo indispensável na corrente da sociedade e que define a beleza e a substância de uma vida plenamente vivida.

"As pessoas envelhecem e, a depender do espaço em que se fala, a pessoa mais velha já começa a sofrer discriminação pelo seu tempo de vida, sem considerarem sua trajetória. O idadismo na perspectiva cultural cria valores reforçados ao longo da vida, como achar que os velhos são incapazes ou infantis. Isso vai desembocar em discriminação, porque parece que a pessoa que vai envelhecendo vai também perdendo direitos."

ALEXANDRE DA SILVA

PERDAS E GANHOS NOS SENTIDOS

À medida que envelhecemos, nossos sentidos, apesar de se transformarem, continuam a ser portais para vivências, ajustando-se e respondendo às mudanças do tempo. O que pode parecer uma perda de capacidade corporal é, na verdade, uma oportunidade para se entender de outras maneiras e para aproveitar o melhor dessa fase da vida.

Embora nossos sentidos possam se tornar menos funcionais, ao nos conscientizarmos desses déficits, perceberemos quanto de nossas limitações são autoimpostas e quantas escolhas temos nas interações com o mundo.

Para ilustrar essas afirmações, seguem alguns exemplos de perdas e ganhos nos sentidos durante o envelhecimento.

Na audição

Enquanto nossa capacidade de ouvir sons agudos pode diminuir, fenômeno conhecido como presbiacusia, a habilidade de filtrar ruídos de fundo e focar em conversas significativas muitas vezes se aprimora.

A maturidade auditiva nos permite discernir e apreciar as melodias da vida – o sussurro das folhas, a cadência da chuva –, sutilezas que, antes, dispersos pelas exigências de outras idades, poderíamos ter ignorado.

A presbiacusia é a perda gradual da audição. É uma condição comum em idosos, caracterizada pela diminuição na capacidade de ouvir sons de alta frequência, como certas vozes femininas ou de crianças, ou sons agudos em geral. A presbiacusia geralmente afeta os dois ouvidos e é progressiva, o que significa que tende a piorar.

Essa perda auditiva pode ser causada por vários fatores, como a degeneração das células sensoriais e nervosas no ouvido interno (cóclea), a diminuição do fluxo sanguíneo para a orelha interna, mudanças no metabolismo celular e fatores genéticos. Além disso, a exposição prolongada a ruídos altos contribui para a gravidade da presbiacusia.

Embora a presbiacusia não possa ser completamente evitada, o uso de dispositivos de assistência auditiva, como aparelhos auditivos, pode ajudar a melhorar a qualidade de vida das pessoas afetadas. Medidas preventivas, como evitar exposição a ruídos altos, podem retardar o início ou a progressão da perda auditiva.

Na visão

A presbiopia é uma condição ocular caracterizada pela dificuldade em focalizar objetos próximos, notada a partir dos 40 anos de idade. Ela ocorre com a perda gradual da elasticidade do cristalino, a lente natural do olho, responsável por ajustar o foco para diferentes distâncias.

Quando o cristalino perde sua flexibilidade, é mais difícil para o olho mudar o foco de objetos distantes para próximos, resultando em visão embaçada para leitura ou outras tarefas que envolvem objetos próximos. A presbiopia é parte natural do envelhecimento e afeta quase todas as pessoas à medida que envelhecem.

Entre os sintomas comuns da presbiopia, estão:

- Necessidade de segurar materiais de leitura mais afastados para enxergar com nitidez.
- Dores de cabeça ou fadiga ocular após leitura ou trabalho próximo.
- Visão embaçada em distâncias normais de leitura.

Geralmente, o tratamento para a presbiopia envolve o uso de óculos de leitura, lentes de contato bifocais ou multifocais, ou lentes progressivas, que ajudam a corrigir a visão para diferentes distâncias. Em alguns casos, opções cirúrgicas, como a inserção de lentes intraoculares multifocais, podem ser consideradas.

A presbiopia restringe nossa habilidade de foco, mas esse ajuste pode expandir nossa percepção para o panorama mais amplo da vida. À medida que nossos olhos se adaptam, aprendemos a olhar além das aparências, valorizando a profundidade emocional e as histórias não ditas que cada rosto e cada paisagem carrega.

No tato

Com a perda de sensibilidade tátil, cada toque torna-se mais precioso. Em algum momento, levamos um pouco mais de tempo e muito mais atenção para as ações de perceber, pegar e apreender. O que antes seria um movimento mecânico pode se tornar uma ânsia. A pele é o nosso maior órgão sensorial e anseia por conexões mais significativas, tornando cada abraço e cada carícia numa comunicação mais consciente e afetiva.

A perda de sensibilidade no tato, comum em idosos, é referida como hipoestesia ou hipoestesia tátil. Esse termo descreve uma diminuição ou redução na capacidade de sentir estímulos táteis, como toque, pressão, dor ou temperatura.

A hipoestesia pode ocorrer em qualquer parte do corpo e é um sintoma, não uma condição específica. Essa redução na sensibilidade tátil pode decorrer de diferentes causas, como alterações na pele, diminuição da circulação sanguínea, neuropatia periférica (danos aos nervos periféricos) ou até mesmo mudanças no sistema nervoso central.

No olfato e no paladar

Tanto olfato quanto paladar podem ser atenuados com o passar do tempo, mas essa mudança nos convida a buscar sensações esquecidas, saboreando as nuances que ainda podemos detectar, redescobrindo prazeres nos sabores e nos aromas que evocam memórias e emoções.

Além disso, estimular esses sentidos com novidades mostra uma atitude positiva, uma abertura para absorver novos cheiros e sabores e para criar conexões internas capazes de instigar todo o sistema corporal.

Sim, o envelhecimento pode afetar tanto o paladar quanto o olfato, resultando em condições conhecidas como hipogeusia e hiposmia, respectivamente.

Hipogeusia é a diminuição na capacidade de perceber sabores. À medida que envelhecemos, as papilas gustativas podem se tornar menos sensíveis, e a produção de saliva pode diminuir. Isso afeta nossa percepção do sabor. Às vezes, é uma condição que conduz a uma menor apreciação dos alimentos; em alguns casos, a uma dieta menos variada, que pode impactar a nutrição. Sabendo disso, podemos conscientemente optar por instigar o paladar com plena atenção às texturas e aos temperos incluídos nas refeições, e fazer da hora de comer mais um tempo de conexão com o corpo e com os sentidos.

Já a hiposmia é a redução na detecção de cheiros. O olfato pode ser afetado pelo envelhecimento por causa da degeneração de nervos olfativos ou por causa de alterações no epitélio olfativo, a região do nariz responsável pela detecção de odores. A hiposmia pode ter um impacto significativo, influenciando o apetite e a percepção de cheiros importantes, como o de alimentos ou o da fumaça.

De todo modo, é importante que qualquer mudança significativa no paladar ou no olfato seja avaliada por um profissional de saúde, pois pode indicar condições subjacentes que requerem atenção.

No equilíbrio

No processo de envelhecimento, os desafios físicos relacionados ao equilíbrio, conhecidos como presbiastasia, ficam mais frequentes. Mas o conceito de equilíbrio pode ser visto como uma metáfora para a vida, encorajando-nos a encontrar um ponto de equilíbrio interno entre o físico, o emocional e o espiritual. Isso nos ajuda a enfrentar as adversidades da vida com graça e estabilidade. O mais comum, com o passar do tempo, é a tendência a nos acomodarmos: tendemos a evitar movimentos que possam representar um risco à nossa integridade física, mas isso é exatamente o oposto do que nosso sistema de equilíbrio precisa para permanecer ativo e alerta.

A presbiastasia é o termo utilizado para descrever a perda de equilíbrio associada ao processo de envelhecimento. Essa condição é comum em idosos e pode afetar significativamente a qualidade de vida, aumentando o risco de quedas e lesões. Atividades como *tai chi chuan*, ioga e certos exercícios de fisioterapia colaboram na melhoria da força muscular e da coordenação, ajudando a manter o equilíbrio.

Nossos sentidos, enriquecidos pela experiência e refinados pela maturidade, juntamente com a propriocepção – nossa consciência do posicionamento do corpo no espaço – constituem uma orquestra sinestésica que toca a música da vida. As alterações sensoriais no envelhecimento nos chamam a apreciar o mundo de formas inéditas, experimentando outras maneiras de crescer, aprender e seguir desfrutando cada fio e cada trama nesta fina tapeçaria do existir.

"O exercício físico aumenta o número de neurônios numa região do cérebro chamada hipocampo, que abriga as chamadas células-tronco, que possuem a capacidade de diferenciação e autorrenovação, podendo dar origem a uma variedade de tipos teciduais. A produção de novos neurônios ocorre durante toda a vida, sendo mais proeminente na fase inicial da vida e menor nas fases mais tardias. Podemos notar que tudo que acontece nas outras fases da vida também acontece no envelhecimento. Na velhice, o indivíduo não perde a capacidade de adaptação. Mesmo apresentando alguma deficiência motora, visual ou auditiva, não se perde a capacidade de tornar o cérebro plástico de forma positiva. Portanto, estímulos físicos e cognitivos contribuem em todas as fases da vida para a saúde cerebral."

RICARDO MARIO ARIDA

Ah... e a libido?

A libido pode não ser oficialmente listada entre os cinco sentidos clássicos, mas pergunte a qualquer pessoa (independentemente da sua data de nascimento) e você ouvirá que é um sentido tão essencial quanto o olfato para um *sommelier* ou a audição para um maestro. A libido não necessariamente faz uma retirada estratégica quando envelhecemos, mas sim, como um sábio general, adapta suas táticas. Esse polo misterioso dos sentidos que aguçam e motivam certamente sofre transformações, porém jamais "extingue a sua chama". Como socialmente nos damos conta disso na velhice?

Minha aluna Yara, que percorreu intensamente os passos da psicomotricidade até os seus 96 anos, me disse um dia:

"Às vezes, ao ir a uma reunião, uma festa e me deparar com um jovem interessante e travar um bate-papo, percebo quando seu olhar brilha e me observa com interesse. Ah, então sinto que algo acontece entre nós, independentemente da fronteira da idade."

Às vezes me pergunto: por que negar a sensibilidade erótica de uma pessoa idosa? Por que restringi-la a sublimar a doce chama presente em sua alma?

Na juventude, a libido pode se apresentar espetacular como "um foguete de ano-novo", cheia de energia e, às vezes, um pouco barulhenta. Com o passar dos anos, ela se torna uma lareira acesa – ainda quente, mas mais propensa a um calor confortável e constante, convidando para uma aproximação mais reflexiva e intimista, se assim conduzirmos nossos entendimentos.

Na fase do envelhecimento, a libido pode tender a preferir qualidade a quantidade, encontrando prazer em novidades que a juventude muitas vezes não tem paciência para apreciar. E, sim, enquanto a sociedade celebra a juventude como o auge do desejo, os mais velhos conhecem o segredo de que o desejo é tão eterno quanto a mais longa das noites de verão – esquenta um pouco mais demoradamente e dura muito mais.

A frequência pode diminuir, mas a profundidade e a riqueza da experiência podem florescer mais intensamente, transformando o que era uma corrida em uma dança elegante. Afinal, se a vida nos dá limões, os mais sábios fazem uma limonada; e se ela traz mudanças na libido, eles redescobrem a arte de saborear cada gota dessa bebida com um sorriso maroto e um piscar de olhos cheio de compreensão.

"Nas questões corporais, para além da saúde, é preciso entender o fluxo da energia libidinal que, com as tensões e limitações vividas na história individual, podem estar mais bloqueadas e impedindo que as situações de prazer sejam vividas em plenitude. A atividade física auxilia no restauro da energia e amplia a capacidade de expressão. Com o envelhecimento, a tendência é que se sinta maior complicação na desenvoltura dos movimentos, e o medo de quedas e contusões leva a pessoa idosa a se movimentar cada vez menos, fazendo com que o corpo perca a prontidão de resposta aos desafios motores. Como a recuperação de lesões é mais lenta, a pessoa tende a limitar sua movimentação para não se arriscar. A pessoa evita sair, se expor. A vida vai ficando mais limitada e com menos oportunidades de prazer."

CRISTINA MADI

Com isso...

O apelo para agir e refletir na direção da evolução coletiva sugere a importância de manter uma mente aberta e flexível. Criar espaços para o diálogo e para o apoio mútuo, como fóruns comunitários e redes sociais virtuais (que, sejamos francos, podem ser mais sociais do que muitas interações presenciais!), prepara o palco a uma cultura que verdadeiramente valoriza cada aniversário acumulado. Essas iniciativas podem materializar um futuro em que a dignidade, a sabedoria e o legado dos idosos sejam reconhecidos como pilares da comunidade.

Dessa maneira, a imaginação acerca do que pode ser o envelhecimento aponta que, em vez de um declínio, ele celebra a vida em toda a sua diversidade e complexidade. Convida a sociedade para abraçar todas as fases com respeito, amor e admiração pela jornada única de cada indivíduo.

Assim, como num *grand finale*, num banquete digno de Gargântua – personagem da obra *A vida de Gargântua e de Pantagruel*, a pentalogia de romances escrita no século 16 por François Rabelais –, festejamos nossa evolução, que não estaria completa sem uma pitada de humor e uma generosa porção de reflexão, similar à que pulsa na obra de Rabelais, cheia de extravagância e sátira, e, segundo o próprio autor, baseada em "certa alegria de espírito, confeitada no desprezo pelas coisas fortuitas".

Como foi dito, é preciso abrir as janelas da mente para a brisa fresca das ideias e das perspectivas renovadas, buscando a formação de uma sociedade que vê o envelhecimento não como um fardo, mas como um cetro de honra.

Aqui, traçamos um mapa para o futuro, no qual cada linha de expressão no rosto é um caminho trilhado com orgulho; cada cabelo prateado, uma mecha de sabedoria; e cada história contada, um tesouro mais valioso que ouro.

Portanto, redefinimos o envelhecimento como um festival contínuo, um espetáculo no qual cada vida é uma obra-prima e cada fase uma exposição a ser admirada, não o mero avançar dos anos. E não se engane: esse espetáculo não precisa de uma audiência passiva, ele exige aplausos, risadas, lágrimas e, acima de tudo, uma ovação de pé, em reconhecimento à beleza intrínseca e indomável do envelhecer.

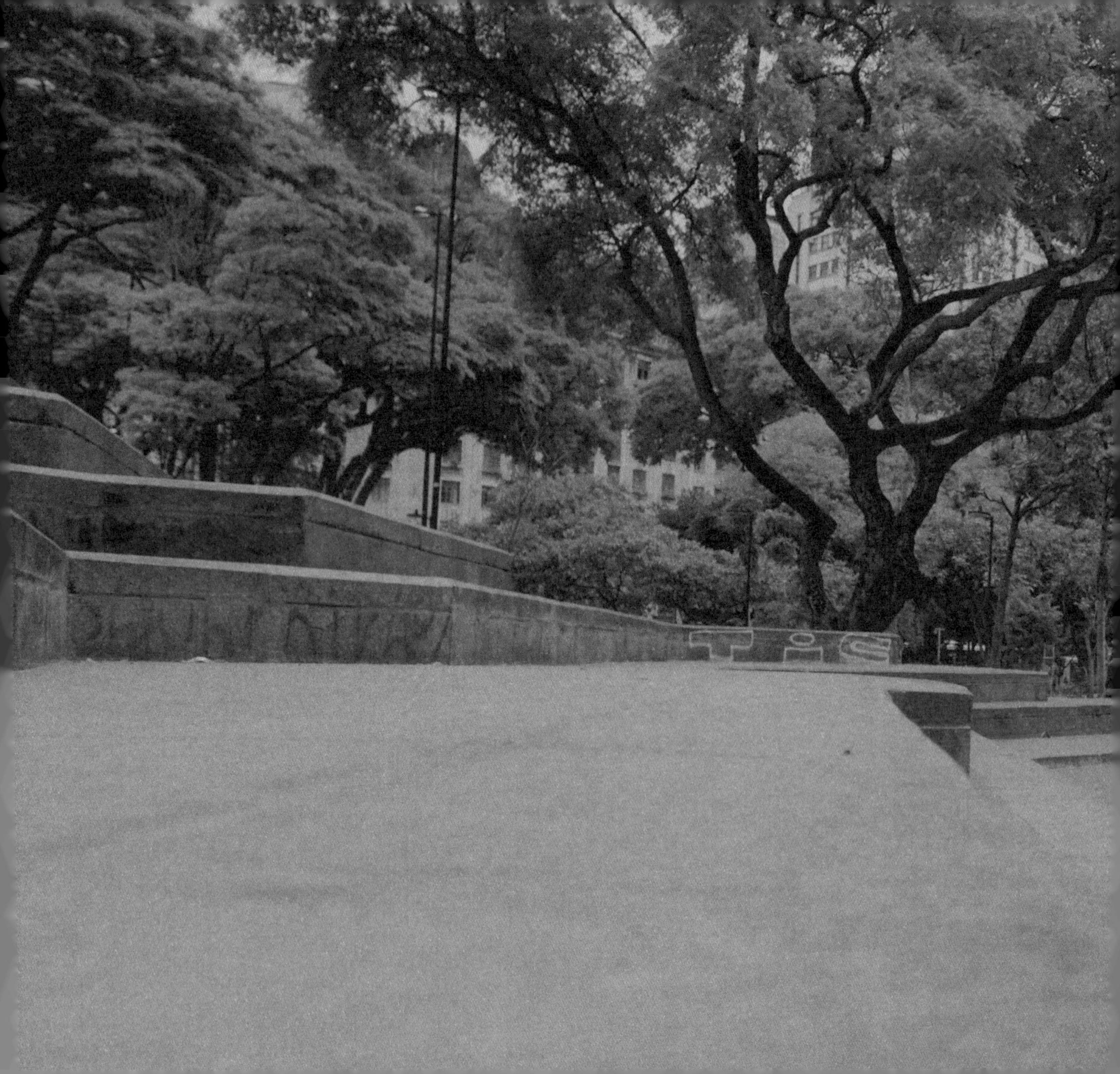

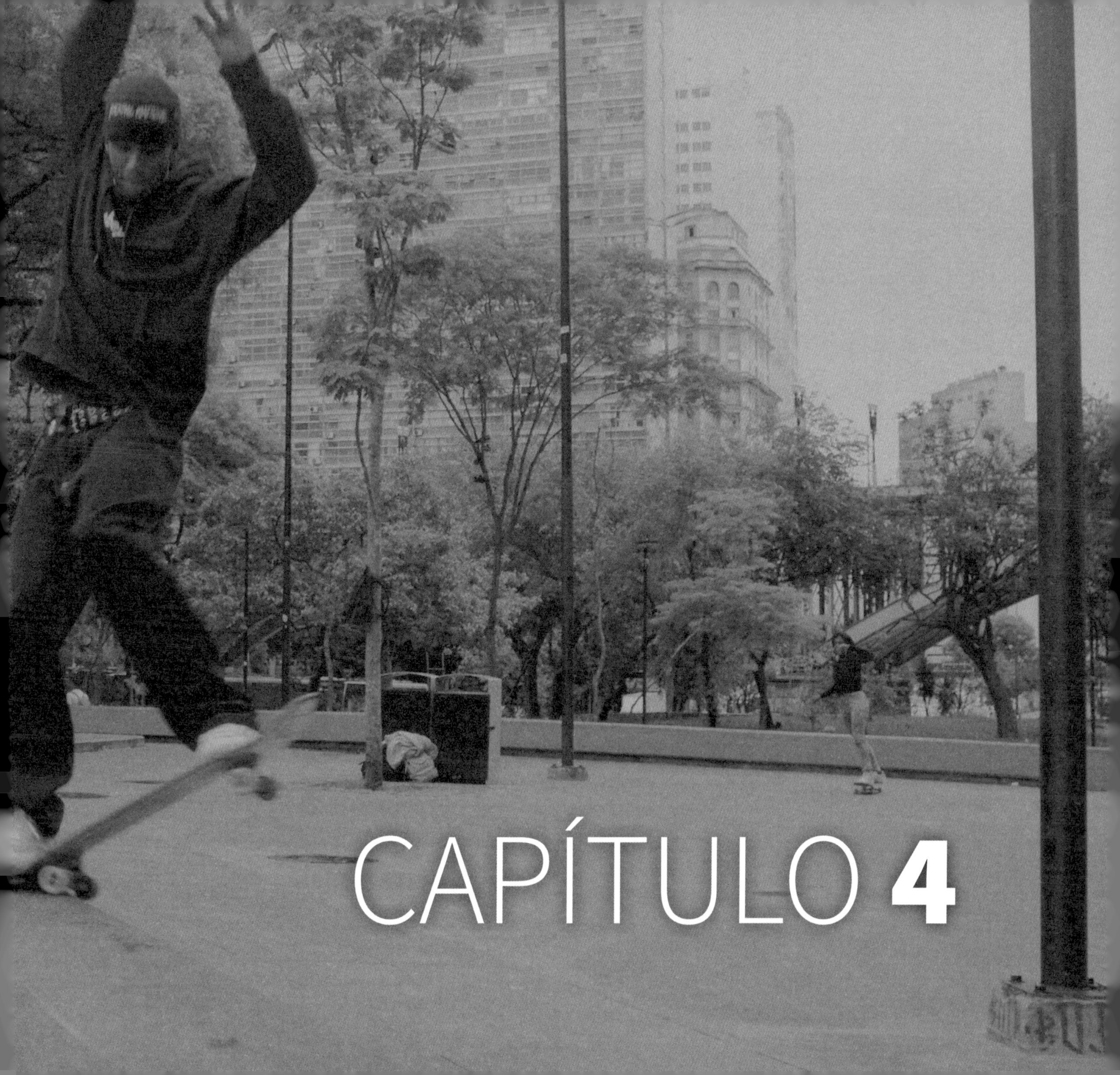

CAPÍTULO 4

A **experiência** do desenvolvimento **humano**

VIVENDO O CONTEXTO E PERCEBENDO OS AMBIENTES

Neste percurso através da psicomotricidade e das suas interações com a cognição, a emoção, o ambiente construído, a tecnologia e a arte, percebemos que o movimento é uma linguagem que expressa e molda a essência do ser humano. Como foi dito outras vezes neste livro, a psicomotricidade não é apenas um campo de estudo sobre o movimento, é uma jornada de autoconhecimento, uma maneira profunda de explorar a interconexão entre o corpo e a mente e um meio de alcançar uma compreensão mais refinada da experiência humana.

Cada aspecto dessa jornada – de consciência do movimento e de sua relação com o desenvolvimento cognitivo, a influência do ambiente e o impacto da tecnologia – compõe um mosaico que reflete a complexidade da vida. Ao entrelaçar esses diversos fios, a psicomotricidade oferece um caminho para o bem-estar integral, destacando sempre a importância da harmonia entre corpo físico, mental e emocional.

A investigação dos meandros da psicomotricidade – frisamos uma vez mais aqui – revela nossa interação com o mundo e ilumina o potencial individual para a transformação e o crescimento, independente da fase da vida em que a pessoa se encontra. Ao abraçarmos essa busca em sua totalidade, somos convidados a viver de forma mais plena, consciente e conectada, celebrando o movimento não apenas como uma função física, mas como uma expressão vibrante de existirmos.

A psicomotricidade é a sinfonia que toca fundo em nós, como um eco dos ritmos autônomos do corpo, da respiração aos batimentos cardíacos. Quando esses ritmos falham ou são comprometidos, enfrentamos uma tempestade de consequências que afetam desde a memória até a nossa capacidade de perceber e planejar. Entender essa sinergia entre mente e movimento é fundamental, e a psicomotricidade nos convoca a ouvir atentamente esse diálogo e a aprofundá-lo.

Raramente atentamos plenamente, pensando ou percebendo a influência das ações cotidianas nas nossas respostas motoras. Refletimos ainda menos sobre como reagimos aos diferentes ambientes por onde transitamos, como se tudo que fizéssemos fosse nossa maneira "natural" de responder ao mundo. Porém, se deixarmos os sentidos darem os seus sinais, teremos mais consciência daquilo que nos afeta (e como nos afeta) e de qual é a maneira mais eficaz e satisfatória de reagir e se movimentar.

"Todos podemos nos dar conta de que, em nossa movimentação corporal cotidiana, estamos investidos, sobretudo, de uma série de padrões de relações com o espaço pelos quais somos capazes de nos mover com menos ou mais naturalidade e desenvoltura. Por meio desses padrões, nos direcionamos funcionalmente às coisas que orientam a ação humana no mundo. Trata-se de operações em que, na maior parte do tempo, não nos voltamos à consciência do movimento em si, mas nos movemos 'esquecidos' do movimento, na direção das coisas que nos chamam a lidar com elas."

CRISTIANO BARREIRA

No jardim do desenvolvimento infantil, a psicomotricidade é a água e o sol que nutrem as jovens plantas. As crianças, como brotos verdes, estendem suas raízes e seus galhos por meio do movimento, explorando e aprendendo sobre o que está ao seu redor.

Atividades que estimulam a coordenação, o equilíbrio e a consciência corporal são as ferramentas que cavam o solo fértil para o desenvolvimento cognitivo, emocional e social. O jogo é o vento que espalha as sementes da criatividade e da resolução de problemas, cruciais a um crescimento saudável e harmonioso.

Para melhorar nossa compreensão a respeito de como nos desenvolvemos e de quais são os caminhos para um aprendizado contínuo, contamos com a colaboração de dois teóricos importantes na abordagem cognitiva e motora: Jean Piaget (1896-1980), com sua luminosa contribuição à psicologia do desenvolvimento, e Julian de Ajuriaguerra (1911-1993), com sua abordagem integrativa na neuropsiquiatria e na psicomotricidade. Os dois desbravaram fronteiras para o entendimento humano. Cada um à sua maneira iluminou as sofisticadas interações entre cognição, emoção e motricidade.

OS CAMINHOS DA COGNIÇÃO DE JEAN PIAGET

Jean Piaget evidenciou a arquitetura do desenvolvimento cognitivo, delineando os estágios que descrevem a evolução do pensamento desde a infância até a adolescência. Ele nos ensinou a ver as crianças não como vasos a serem preenchidos, mas como pequenos exploradores do conhecimento, construindo suas compreensões do mundo.

Os estágios de desenvolvimento que apontou, desde o sensório-motor até as operações formais, indicam a progressão da lógica e da capacidade de abstração. Seu trabalho é um dos fundamentos da prática educacional centrada na criança, na qual o aprendizado é uma aventura ativa, e não um mero repasse de informações.

Podemos observar que, conforme o desenvolvimento de alguém for mais ou menos comprometido, mais déficits ou facilidades serão evidentes na desenvoltura cognitiva e/ou motora na fase adulta. Nesse ponto, é preciso ressaltar que, com um trabalho continuado de estímulos corporais e intelectuais, é possível mitigar alguma dificuldade possivelmente originada naqueles primeiros anos.

Destaco aqui algumas das contribuições significativas de Piaget que podem apoiar a aplicação de processos de desenvolvimento cognitivo e motor na idade adulta e também no processo de envelhecimento.

Piaget dividiu o desenvolvimento cognitivo das crianças em quatro estágios principais: sensório-motor (0-2 anos), pré-operacional (2-7 anos), operações concretas (7-11 anos) e operações formais (a partir dos 12 anos). Cada estágio é marcado por habilidades e modos de pensamento únicos, sugerindo que o desenvolvimento cognitivo segue uma sequência fixa e é qualitativamente diferente em cada fase.

Diante da ideia de que o conhecimento não é simplesmente transmitido do adulto para a criança, mas construído ativamente pelo próprio aprendiz, Piaget ressaltou que as crianças são parte mais que fundamentais no processo de aprendizagem, são as impulsionadoras das demandas que ele denominou construtivismo. Em outras palavras, as crianças não são recipientes passivos de informação, mas participantes ativos, que exploram seu ambiente e integram novas informações a experiências prévias.

A teoria dos esquemas de Piaget descreve como as pessoas organizam conhecimento e experiências em unidades coerentes. Ele introduziu também os conceitos de assimilação – ou seja, como integramos novas informações em esquemas preexistentes – e acomodação –, isto é, como ajustamos esquemas preexistentes para acomodar as novas informações. Essas ideias são fundamentais para entender como o conhecimento é adquirido e ajustado ao longo do tempo.

Piaget destacou a importância das operações mentais e lógicas, como a capacidade de raciocinar, refletir e abstrair, que se desenvolvem ao longo dos estágios cognitivos. Ele mostrou como evoluem a lógica e o raciocínio, levando a um pensamento mais complexo e abstrato na adolescência e na idade adulta.

A partir do reconhecimento da importância do jogo e do seu papel crucial no desenvolvimento cognitivo e social das crianças, Piaget ressaltou a necessidade de se propor desafios e estimular uma prática lúdica. Através do jogo, as crianças exploram o mundo, experimentam novas ideias e aprendem a resolver problemas, desenvolvendo habilidades importantes.

As ideias de Piaget influenciaram fortemente as práticas educacionais na promoção de uma abordagem mais centrada na criança, em que o ensino é adaptado a cada estágio de desenvolvimento cognitivo. Inspirou e continua inspirando uma educação baseada nos estágios do desenvolvimento.

Com isso, a pedagogia foi levada a pensar e a aplicar métodos de ensino que valorizassem a exploração, a descoberta e a aprendizagem ativa.

As contribuições de Piaget abriram novos rumos para a compreensão de como as crianças pensam, aprendem e se desenvolvem. Seu trabalho continua a influenciar a psicologia do desenvolvimento, a educação e diversas outras áreas, destacando a complexidade do crescimento cognitivo e a capacidade inata das crianças para construir ativamente o conhecimento a partir de sua interação com o mundo.

JULIAN DE AJURIAGUERRA E A VISÃO INTEGRADA DO DESENVOLVIMENTO MOTOR

Julian de Ajuriaguerra foi um neurologista e psicanalista de origem espanhola que se destacou principalmente na França, contribuindo de modo significativo à compreensão da psicomotricidade e do desenvolvimento infantil.

Enquanto Piaget focou no desenvolvimento cognitivo, Ajuriaguerra debruçou-se na integração dos aspectos motores, afetivos e cognitivos do desenvolvimento. Assim, ofereceu uma perspectiva abrangente, que considera a relevância da debilidade motora. Enfatizou a interconexão entre movimento, cognição e emoção no desenvolvimento humano. Argumentava que distúrbios ou debilidades motoras não poderiam ser compreendidos isoladamente, pois estão intrinsecamente ligados.

Coreografou uma dança da psicomotricidade que abraça desde os movimentos mais básicos até as emoções e os pensamentos mais complexos. Argumentou que não se pode entender o motor sem o funcionamento mental e emocional, trazendo uma abordagem holística que reconhece o corpo e o movimento como partes integrantes da identidade e do desenvolvimento psicológico.

Uma de suas contribuições mais notáveis foi na investigação de como distúrbios do movimento afetam o desenvolvimento cognitivo e, portanto, a aprendizagem. Ajuriaguerra via a psicomotricidade como um estudo do indivíduo como um todo, integrando corpo e mente. Ofereceu bases para terapias psicomotoras voltadas a crianças com debilidade motora e outras dificuldades de desenvolvimento.

Destacou a importância do corpo e do movimento na construção da identidade e do amadurecimento psicológico. Para ele, o desenvolvimento motor não é apenas uma questão de alcançar marcos físicos, mas diz respeito à forma pela qual a criança se percebe e interage com o exterior.

Foi pioneiro no uso de abordagens terapêuticas que incorporam o movimento e o corpo no tratamento de distúrbios psiquiátricos e neurológicos. Ele desenvolveu técnicas de reabilitação psicomotora para ajudar crianças com debilidade motora a melhorar não só sua capacidade de movimento, mas também sua autoestima, sua interação social e sua capacidade de aprendizagem.

Seu trabalho influenciou as práticas de educação especial, destacando a necessidade de abordagens pedagógicas que considerem as necessidades motoras, cognitivas e emocionais das crianças com debilidades. Defendeu ambientes de aprendizagem adaptativos que promovam o desenvolvimento integral da criança.

Além disso, ofereceu novas luzes sobre a compreensão da debilidade motora ao enfatizar a interdependência entre os domínios motor, cognitivo e afetivo no desenvolvimento humano. Ajuriaguerra ressaltou a necessidade de uma abordagem holística na avaliação e na intervenção que continua influente nas práticas da psicomotricidade, na neuropsiquiatria infantil e na educação especial, promovendo melhor entendimento e apoio a indivíduos com debilidades motoras e a suas famílias.

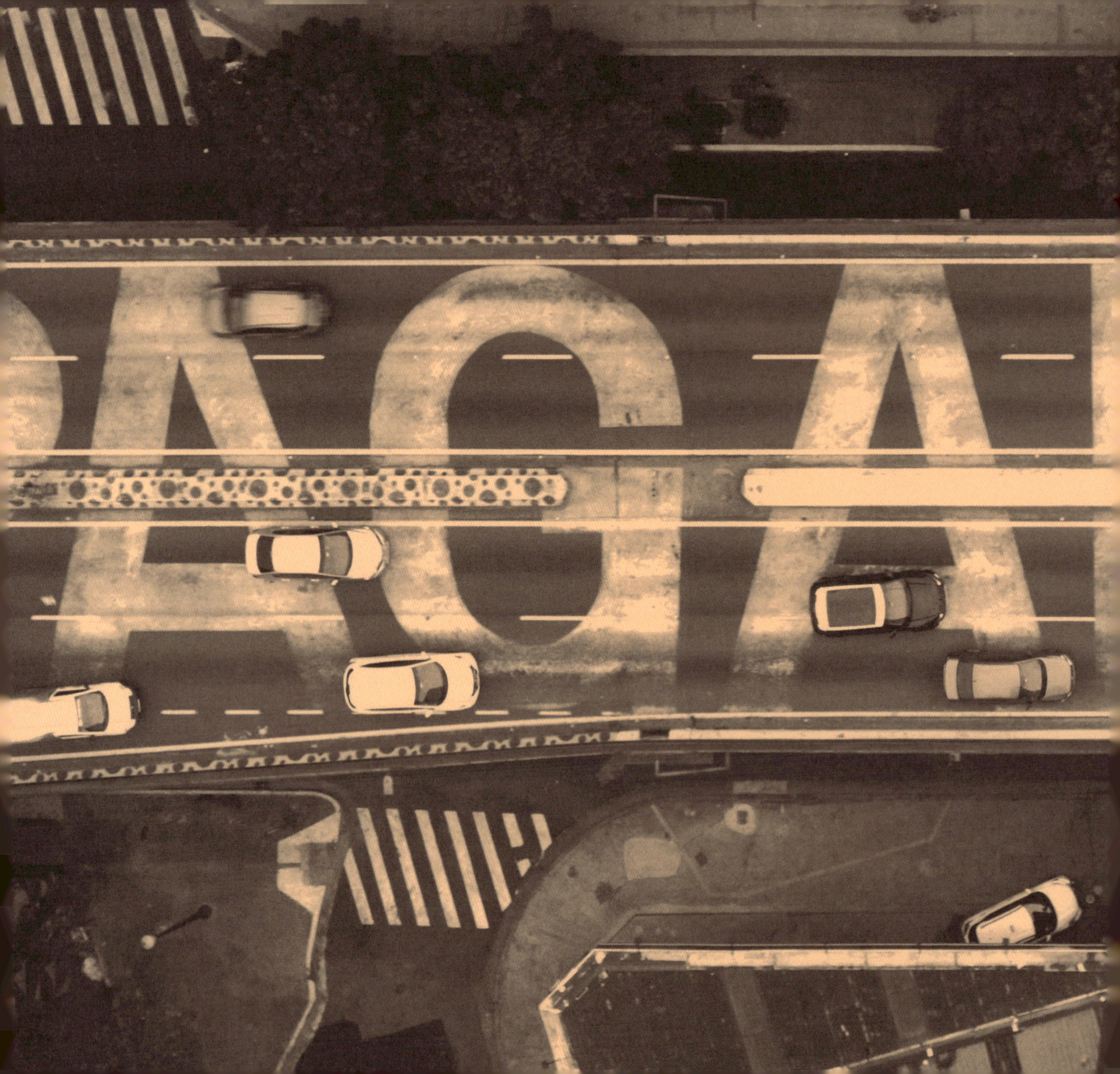

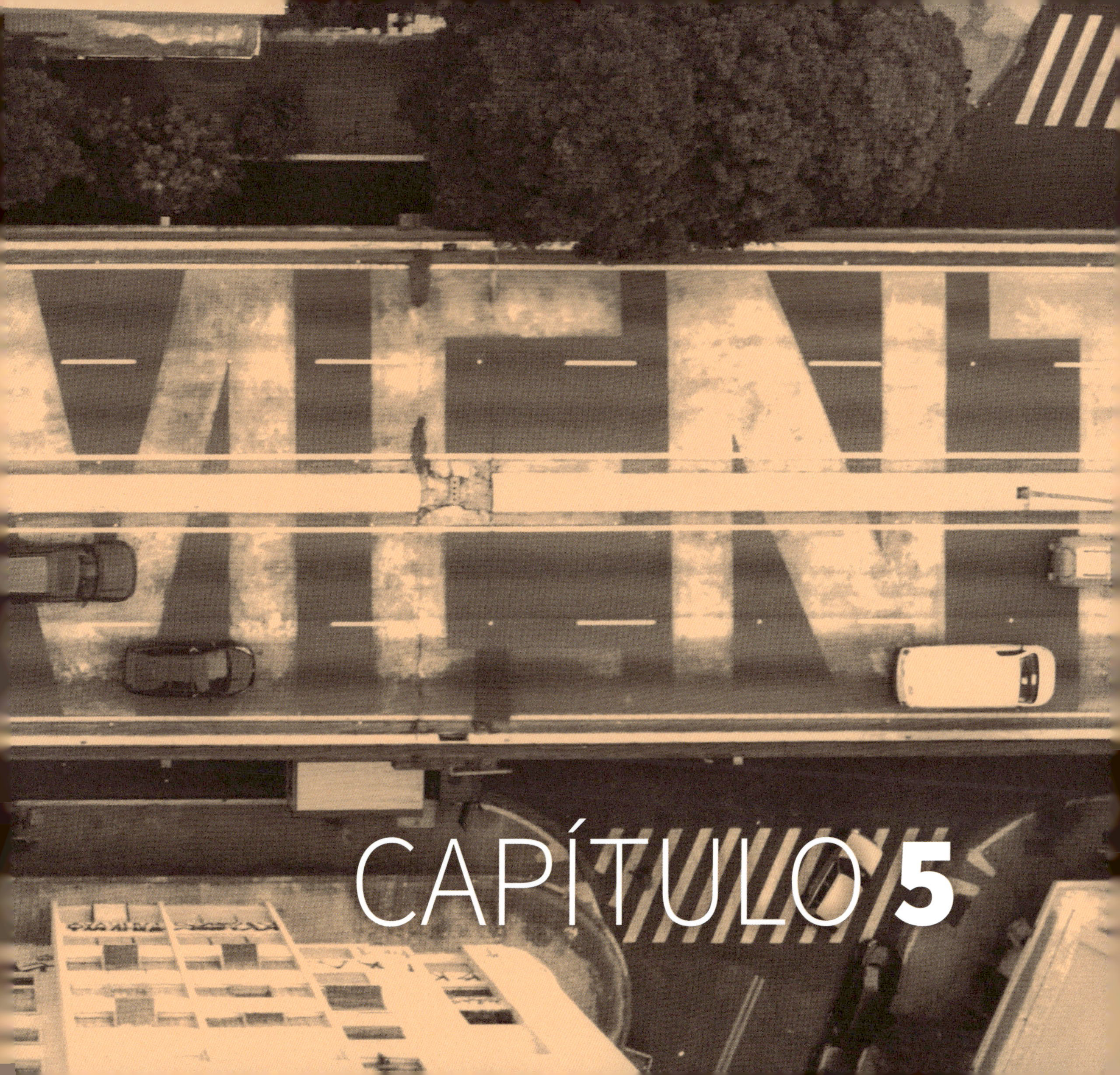

CAPÍTULO 5

O **reflexo** da arte e da arquitetura no **sistema nervoso**

A IMPREVISIBILIDADE DA VIDA

Somos afetados o tempo todo por estímulos ambientais. As formas e as imagens a que somos submetidos interferem sensivelmente em como estamos, formando o conjunto de gestos e ações que nos define. Portanto, conforme nosso desenvolvimento aconteceu, de acordo com as informações que fomos recebendo do ambiente, nossa presença no mundo como pessoas adultas ou idosas foi se expressando por meio de códigos singulares, diferentes entre si.

Os espaços construídos e as artes visuais oferecem especial atenção às possibilidades de ampliação do repertório cognitivo e motor, convidando cada um de uma maneira a transformar ou a refinar movimentos e atitudes. Sempre é tempo de atentar para o ambiente onde estamos e como podemos melhorar nosso repertório motor e cognitivo. Uma postura de curiosidade pode nos levar a uma vida mais intensa e significativa. Quando nos damos conta de que o cotidiano pode ser mais desafiador e interessante, conseguimos nos livrar de vários estereótipos, como o de que quanto mais organizados e previsíveis, menor é o risco de acontecer alguma coisa.

Pois é... o "não fazer nada", a acomodação, conduz-nos a uma imobilidade do corpo e da mente. Por outro lado, a ação, o movimento e a atividade contribuem para um processo de envelhecimento mais saudável e criativo.

A POTÊNCIA DA ARQUITETURA E DO URBANISMO NAS RESPOSTAS PSICOMOTORAS

A percepção do corpo ao adentrar em um ambiente construído é afetada por uma série de elementos que, na dinâmica cotidiana, não são conscientemente percebidos. Porém, conforme esses espaços estão projetados, eles por si só constituem uma profusão de sensações que afetam tanto o individual quanto o coletivo.

A dança entre a psicomotricidade e o ambiente construído é refinada: acontece enquanto a arquitetura e o urbanismo tocam a música destinada à movimentação de nosso sistema nervoso central. Espaços bem planejados e elementos de *design* urbano podem participar da coreografia de estímulo aos sentidos, para facilitar a orientação espacial, promover a mobilidade e a acessibilidade, e nutrir interações sociais. Ambientes naturais ou bem projetados que nos deixam mais tranquilos são como balés que reduzem o estresse e induzem ao relaxamento.

> "A arquitetura, como uma das artes, também tem a função de mudar o olhar e estimular as pessoas a descobrirem coisas novas, mudarem as referências."
>
> **CHRISTINA DE CASTRO MELLO**

E como um arquiteto, que considera o espaço e a luz ao desenhar um edifício, a psicomotricidade examina os espaços públicos e a arquitetura com um olhar crítico, reconhecendo o grande impacto desses elementos no sistema nervoso central. A maneira como nos relacionamos com o espaço, navegando e interagindo com ele, reflete como percebemos e armazenamos experiências.

Ambientes bem desenhados são como bons espelhos refletindo uma imagem nítida de quem somos, enquanto espaços mal planejados são como espelhos embaçados que confundem e distorcem nossa imagem subjetiva.

"O cidadão, ciente que é seu próprio corpo que lhe permitirá apreender o espaço no qual se desenrola a sua vida urbana cotidiana, se sentirá acuado e com a necessidade de reaprender suas habilidades ancestrais desde a marcha até o olhar e, por fim, de reeducar seu corpo para o convívio desafiador com a cidade. Embora o desafio seja para todos, os mais velhos percebem que está em jogo uma possível perda de sentido profundo."

REGINA MARIA PROSPERI MEYER

A relação entre espaços públicos, arquitetura e suas características físicas – dimensões, relevos, rampas, pontes, luz e sombra – e o sistema nervoso central é multifacetada, compondo uma interconexão profunda. Esses elementos arquitetônicos e urbanísticos não são apenas fundamentais à funcionalidade e à estética de um ambiente, mas também exercem influências significativas na saúde, no comportamento e no bem-estar dos indivíduos, como fica ainda mais evidente nos exemplos a seguir.

Quanto aos estímulos sensoriais

Espaços bem projetados estimulam os sentidos de maneira equilibrada, com experiências visuais, auditivas, táteis e até olfativas, que podem influenciar diretamente o estado emocional e cognitivo das pessoas. A exposição à luz natural, por exemplo, regula os ritmos circadianos, fundamentais à saúde do sono e ao bem-estar geral.

Quanto à navegação e à orientação espacial

A maneira como os espaços são organizados influencia nossa capacidade de navegação e orientação espacial. O cérebro processa constantemente informações sobre o ambiente para formar seus mapas cognitivos, essenciais à memória e à cognição espacial. Ambientes intrincados ou confusos podem aumentar o estresse e a ansiedade, enquanto espaços bem planejados, com sinalizações claras e pontos de referência, facilitam a orientação e oferecem uma sensação de segurança.

Quanto à mobilidade e à acessibilidade

Rampas, pontes e relevos são projetados considerando a acessibilidade e a mobilidade dentro de um espaço. A facilidade de movimento não diz respeito só à independência física, mas também traz impactos psicológicos, contribuindo para a sensação de liberdade e de autonomia. Por outro lado, barreiras físicas podem limitar a interação social e a exploração dos espaços, afetando negativamente o humor e a saúde mental.

Quanto às interações sociais

Espaços públicos promovem interações sociais. No encontro com outras pessoas, podemos nos reconhecer, nos comparar e nos reinventar. É no encontro com o outro que afirmamos nossa forma de estarmos presentes na realidade. A arquitetura e o *design* urbano incentivam ou desencorajam essas interações, dependendo de como os espaços estão configurados. Praças bem iluminadas, áreas verdes e espaços de encontro facilitam a comunicação e a conexão entre as pessoas, enquanto ambientes segregados ou hostis sugerem o isolamento.

Quanto ao estresse e ao relaxamento

A exposição a ambientes naturais ou projetados que geram tranquilidade pode reduzir significativamente os níveis de estresse. Elementos como água corrente, vegetação e uma paleta de cores harmoniosa podem induzir estados de relaxamento e reduzir a atividade do sistema nervoso simpático, promovendo uma sensação de calma e prazer.

Como vimos, o *design* e a arquitetura de espaços públicos, ao considerarem as necessidades psicomotoras e sensoriais dos indivíduos, têm potencial de enriquecer a experiência humana, com impacto positivo no sistema nervoso central. Abordar o planejamento urbano e arquitetônico desse modo holístico melhora a qualidade de vida nas cidades e, sobretudo, apoia o desenvolvimento cognitivo, emocional e social, indicando como é relevante criar ambientes que respeitem e incentivem todas as dimensões da saúde.

"Tanto quanto no par movimento/repouso, aqui também o corpo do cidadão possui uma integral centralidade. Pois, enquanto no espaço público o corpo expressa os valores da vida coletiva, no espaço privado ele abriga sua intimidade. A criação de um dentro e de um fora, tendo o corpo como objeto central, representou uma revolução na organização da vida humana."

REGINA MARIA PROSPERI MEYER

A ARTE COMO FAROL DA EXPERIÊNCIA HUMANA

As artes plásticas têm um impacto profundo na percepção dos espectadores em relação às dimensões espaciais, desafiando a maneira como exploramos e interpretamos o que está ao redor. Essa preocupação sempre fez parte dos pilares das artes visuais e envolve a organização física dos elementos dentro de uma obra, chamando atenção para como essa ordem afeta a experiência sensorial e emocional de quem aprecia o objeto artístico.

Desafiando percepções

Artistas que exploram a espacialidade frequentemente desafiam as percepções habituais de espaço, profundidade e volume, incentivando o espectador a ver além das aparências superficiais.

Engajamento sensorial

Obras que manipulam o espaço tendem a engajar os espectadores em outro nível sensorial e físico, criando uma experiência envolvente e memorável.

Convite à exploração

Instalações e esculturas que ocupam ou alteram o espaço físico convidam a interagir com o ambiente de maneiras novas e inesperadas, transformando a observação em uma experiência participativa.

A preocupação com o espaço nas artes plásticas refina a experiência estética e amplia nossa compreensão de como habitamos o entorno e o percebemos, evidenciando o poder da arte de transformar nossa relação com o espaço e a realidade.

A interação com as artes plásticas, especialmente as que lidam com questões de espaço e dimensão, tem o potencial de deixar marcas em nossa percepção e em nossa cognição, levando-nos a reconsiderar nosso relacionamento com o espaço físico e interferindo na maneira como o interpretamos e nos envolvemos com ele.

Além de expressar ideias estéticas, a arte é um meio de investigação filosófica e psicológica. No contexto da sensibilização acerca da espacialidade, diversos artistas mergulharam de maneira única nesse âmbito, impactando a percepção e a interação do indivíduo relativa ao espaço. Eles nos instigam a ver além do óbvio e nos ensinam que o espaço em uma obra de arte não é apenas físico, é emocional e sensorial, e assim alteram nossas noções a respeito da realidade.

"[...] o contato com a arte, mas também com certas modalidades da cultura corporal e movimento, enquanto contato existencial, isto é, ressonante, tem potenciais para ocasionar alterações de baixo para cima. Por isso o impacto com a experiência estética dessas modalidades e da arte, a exemplo do que pode despertar o contato com as crianças, tem caráter disruptivo, viabilizando-se como um potencial de reorganização perceptiva."

CRISTIANO BARREIRA

A FUSÃO ENTRE ARQUITETURA E ARTE NA PERCEPÇÃO HUMANA

A fusão entre arquitetura e arte cria uma ponte significativa entre o ambiente físico e a experiência humana, na qual cada elemento pode atuar como um catalisador para a transformação pessoal e coletiva. Essa fusão nos convoca a reconhecer que tanto a arte quanto a arquitetura são mais do que apenas expressões de criatividade: elas são ferramentas para moldar a nossa realidade e, por extensão, a nossa própria identidade.

Obras de arte que incorporam a arquitetura, como instalações em larga escala ou esculturas públicas, não apenas ocupam o espaço, mas também o reconfiguram, influenciando como nos movemos, percebemos e interagimos com o ambiente ao nosso redor. Elas podem transformar praças públicas em espaços de reflexão e socialização, ou edifícios em experiências sensoriais dinâmicas.

ARTISTAS QUE TRANSFORMAM ESPAÇOS

Vamos destacar alguns artistas que, através de suas obras, alteraram significativamente a percepção de espaço e desafiaram as convenções tradicionais.

Pablo Picasso e Georges Braque

Movimentos artísticos como o cubismo, liderado por Picasso (1881-1973) e Braque (1882-1963), demonstraram a fragmentação de objetos e cenas em formas geométricas, representando múltiplas perspectivas simultaneamente. Essa abordagem não só desafiava a percepção tradicional de espaço e profundidade, mas também convidava o espectador a reconstruir a realidade de maneira mais dinâmica. A maneira como o cubismo reorganiza as formas, forçando o cérebro a reinterpretar imagens, exemplifica o impacto profundo que a arte pode ter na percepção humana.

Anish Kapoor

Kapoor (nascido em 1954) é conhecido por suas esculturas monumentais, que frequentemente desorientam os sentidos e desafiam a percepção do espaço e da forma. Suas obras, como *Cloud Gate* em Chicago, criam um espaço onde o espectador é convidado a explorar não apenas a obra, mas também a própria experiência de espaço e de identidade refletida e distorcida. Kapoor utiliza a arte para expandir os limites da percepção, levando-nos a reconsiderar nossa relação com o espaço físico e psicológico.

Christo e Jeanne-Claude

O casal Christo (1935-2020) e Jeanne-Claude (1935-2009) é famoso por suas instalações ambientais em larga escala, como a *Wrapped Reichstag* em Berlim e *The Gates* no Central Park, Nova York. Suas obras não só transformam paisagens urbanas e naturais, mas também criam maneiras de interagir com o espaço, promovendo uma consciência temporária e efêmera do ambiente e do tempo.

James Turrell

Turrell (nascido em 1943) trabalha com a luz e com o espaço para criar experiências imersivas que alteram radicalmente a percepção sensorial. Seus *Skyspaces* – salas construídas especificamente para observar o céu através de uma abertura no teto – transformam a luz natural em uma obra de arte em si, mudando continuamente conforme as condições atmosféricas. Turrell nos ensina que o espaço pode ser tanto uma tela quanto uma escultura, e que a luz é uma das suas ferramentas mais poderosas.

Marina Abramović

Embora conhecida principalmente por suas *performances*, Abramović (nascida em 1946) também cria instalações que exploram a interação entre o corpo humano e o espaço arquitetônico. Sua obra *The House with the Ocean View* transformou um espaço de galeria em um ambiente de meditação e isolamento, onde o público era convidado a refletir sobre a presença física e a consciência temporal. Abramović utiliza o espaço para questionar a percepção de limites – sejam eles físicos, mentais ou emocionais.

CONCLUSÃO

O reflexo da arte e da arquitetura no espelho do sistema nervoso nos mostra como essas disciplinas não só moldam o ambiente ao nosso redor, mas também impactam profundamente nossa maneira de interagir com o mundo. Ao explorar a interseção entre espaço físico e percepção sensorial, somos levados a entender que a arquitetura e a arte têm o poder de enriquecer nossa experiência humana, promovendo um crescimento psicomotor contínuo e sustentado.

Neste capítulo, vimos como a arquitetura e a arte despertam a sensibilidade e estimulam o desenvolvimento motor e cognitivo. Compreender essa relação e aplicá-la conscientemente na criação de espaços e obras de arte pode transformar a maneira como vivemos e experimentamos o mundo, seja através de um edifício bem planejado ou de uma escultura que desafia nossos sentidos.

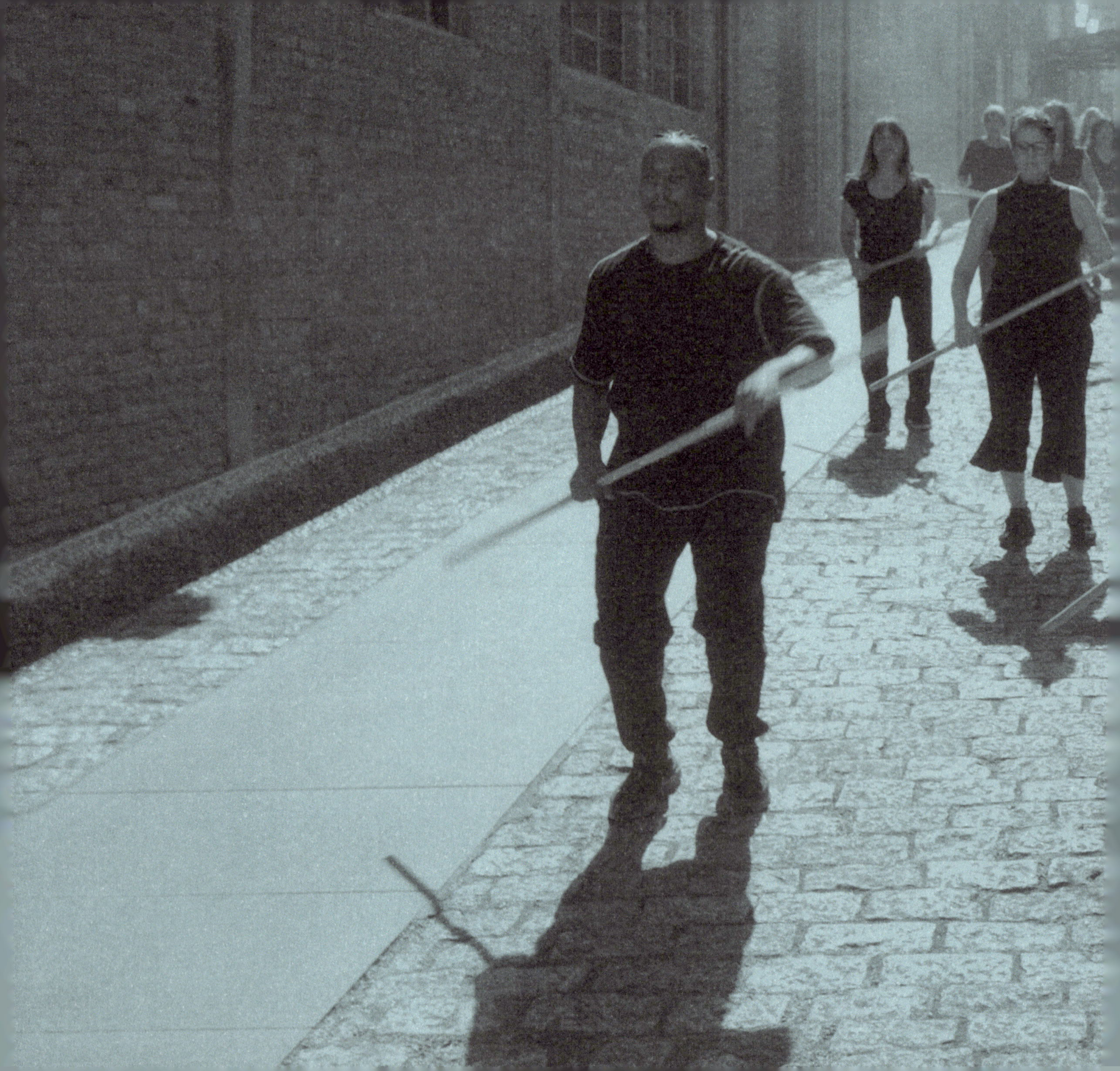

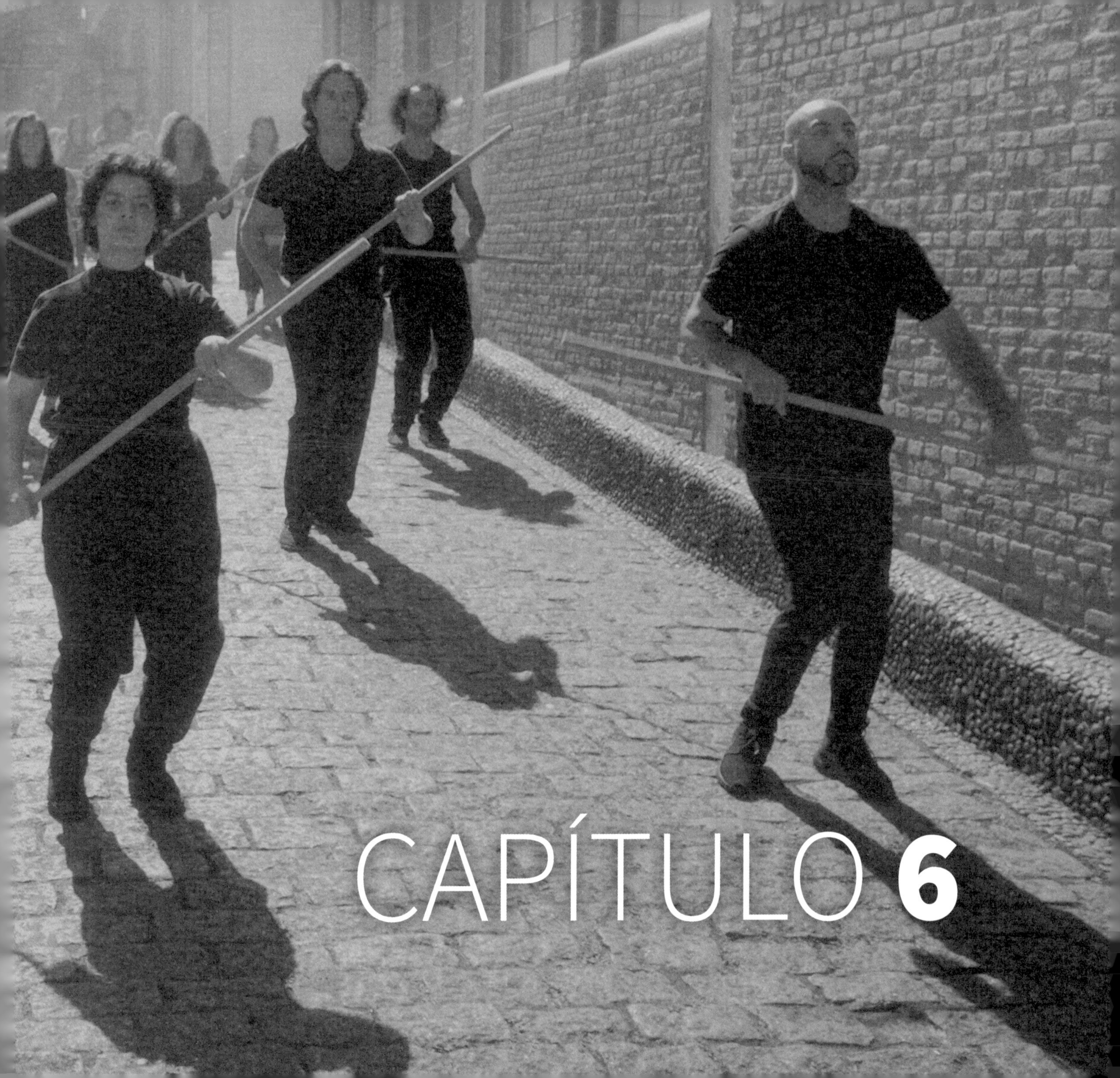

CAPÍTULO 6

O encantador **desafio** da transformação **permanente**

O CORPO

UMA AUTORREFLEXÃO – A BUSCA PELA COMPREENSÃO DO "EU"

Ah, o eterno enigma de habitar este corpo, tão íntimo e, ao mesmo tempo, tão distante! Por que as sensações que emergem do meu ser – do calor ao frio, do enjoo à pressão arterial – parecem ser um mistério indecifrável? Por que me assusto com a aceleração dos meus desejos, mesmo quando eles parecem tão distantes e desconexos de mim?

Às vezes, vejo-me imerso em sensações confusas, envolvido em turbilhões de desconforto. Por que me permito cair na armadilha de uma digestão difícil após uma refeição imprudente? Por que escolho assistir a programas perturbadores antes de dormir, privando-me de noites tranquilas? Por que, mesmo nas manhãs de domingo, quando desperto cansado e inchado, reluto em sair para uma simples caminhada?

Vivemos em uma era em que aprendemos, por exemplo, que nosso intestino age como um segundo cérebro, influenciando nossos desejos e nossas decisões. No entanto, diante de tantas descobertas fascinantes como essa, de todo o conhecimento acumulado por cientistas, mas não só por eles, também por poetas, filósofos e visionários, ainda me pergunto: podemos realmente transcender para um novo estado de vida?

Refletindo sobre a trajetória de grandes pensadores, que enfrentaram doenças graves, demência e desilusão em sua jornada, percebo que a resposta pode residir na consciência e no silêncio. Somente ao nos conscientizarmos sobre nossa condição e ao silenciarmos as vozes dispersas em nossa mente, poderemos vislumbrar verdadeiras mudanças e encontrar uma nova rota entre as questões intricadas que aparecem diariamente.

No entanto, para alcançar isso, é necessário criar laços, criar uma rede de apoio e abdicar dos individualismos vazios que nos separam.

Afinal, somente unidos, como um "eu" coletivo, será possível realizar os ideais que tanto almejamos.

Ah, a consciência, o "eu"... Vamos investigar juntos essas questões profundas e desafiadoras? Este é o convite. Explorando mais profundamente a natureza do "eu", mergulhamos nas interseções entre a mente e o corpo. Vale aqui perceber: o "eu" muitas vezes se enraíza nas fronteiras físicas do corpo, uma experiência complexa que pode se estender ao ambiente. Nossa compreensão abraça essa plasticidade, reconhecendo que a ancoragem do "eu" pode variar, expandindo-se para abranger tanto o espaço corporal quanto o espaço peripessoal, aquele que vai além, que afeta outras pessoas e que se afeta pela energia e pela vibração do outro.

Essa busca pelo "eu" não é nova. Desde Aristóteles até Descartes, houve uma tentativa de localizá-lo, seja no coração, na glândula pineal ou no cérebro. Hoje, com tantas descobertas da neurociência, muitos filósofos e cientistas situam a experiência subjetiva no cérebro, com seus mecanismos que desempenham um papel central.

Apesar dessas investigações, a localização precisa do "eu" permanece uma incógnita, uma charada instigante. Estudos modernos sugerem uma tendência de ancorar o "eu" no centro da cabeça, refletindo talvez uma influência cultural ou a predominância da perspectiva visual. No entanto, a associação do "eu" com a cabeça não é universal; algumas pessoas se identificam mais com o coração ou com o tronco, influenciadas por fatores emocionais ou culturais.

A chegada da realidade virtual trouxe mais uma dimensão à pesquisa da natureza do "eu". Ao criar ambientes imersivos, a noção de onde o "eu" se situa é ainda mais desafiada. O sentimento de presença em um ambiente virtual, embora ilusório, levanta questões fascinantes sobre a relação entre a percepção do "eu" e o espaço em que ele habita.

Essas investigações nos lembram que somos complexos e que é necessária uma abordagem multidisciplinar para compreender as nuances da própria existência. À medida que avançamos, permanecemos intrigados com a plasticidade do "eu", sua capacidade de se adaptar e de se expandir, desafiando nossas concepções convencionais de identidade.

Inquirir a natureza do "eu" transcende as fronteiras da ciência e da filosofia, adentrando os reinos da experiência humana e da consciência. Conforme buscamos entender, somos confrontados com questões sobre a própria realidade. No cerne dessa busca está a tentativa de compreender como o "eu" se relaciona com o corpo e a mente.

Como mencionamos antes, de passagem, Aristóteles e Descartes apresentaram perspectivas distintas, mas a verdadeira natureza do "eu" segue sendo um mistério. Será que o "eu" reside no cérebro, como sugerem muitos cientistas atuais ou é algo mais difuso e transcendente? Sabemos que a cultura e a experiência individual também influenciam na formação da identidade. Assim, na viagem do autoconhecimento, somos lembrados de que a existência é tão vasta e enigmática quanto o próprio universo. Nesse caso, qual é o sentido da minha sensação de existir como ínfima partícula desse universo?

Seguir investigando o "eu" é se arriscar em um labirinto de perguntas sem respostas definitivas. A busca pela localização do "eu" no corpo é só o começo de uma aventura que nos leva a perguntar não apenas onde estamos, mas também quem somos. Você já teve momentos em que essa sensação o invadiu e você decidiu adentrá-la? Que tal avançar nessa odisseia e ousar?

O cuidado deve ser extremo, porque *flashes* de realidade invadem nossos estados de consciência. Isso assusta, pois cá estamos na dura peregrinação da sobrevivência. A jornada da autodescoberta nos leva além das fronteiras do corpo físico e nos chama a ir mais fundo nos reinos da mente e da consciência. É difícil, é árduo, devemos agradecer ao [Pensador] que nos ajuda a estar nesse trânsito de um modo mais doce. Ao mergulharmos, deparamo-nos com a imensidão do desconhecido e somos confrontados com questões que espantam até mesmo as mentes mais inquisitivas.

Diante do espanto, pulsa a pergunta: "E agora, o que resta?", ao que sugerimos: resta voltar às sensações mais terrenas e sigilosas de prazer – um gozo, um doce, um passeio. Sim, e por que não? Desde que bem dosadas, oras!

MORA NA FILOSOFIA

A filosofia há séculos tem buscado compreender a natureza do "eu" e a sua relação com o que nos circunda. Desde os antigos filósofos gregos até os pensadores contemporâneos, as reflexões sobre a identidade e a consciência permeiam as tradições filosóficas em todo o mundo. Esses debates, longe de oferecerem respostas definitivas, sugerem que nós contemplemos o mistério do "eu" e, assim, o da própria existência. Para muitos, o uso de substâncias conhecidas como enteógenas acelera essa conquista e a aquisição de estados de paz.

Em última análise, a busca pelo autoconhecimento é pessoal e individual. Não adianta fugir e se enganar. É isso aí, afinal: por que não você com você? Cada um de nós deve explorar os recônditos de nossa própria mente e descobrir as verdades que estão dentro de nós. É uma viagem sem fim, pois estamos sempre aprendendo, crescendo e nos transformando.

Portanto, que continuemos a inquirir os enigmas do "eu" com curiosidade, humildade e coragem, sabendo que, no final das contas, a odisseia nos conduz de volta a nós mesmos. Sem o jorro da humildade, tudo pode virar um tormento. Que possamos encontrar conforto na incerteza, sabendo que é na busca que encontramos o que é mais significativo.

Às vezes, ao observar um simples cidadão em sua rota cotidiana da casa ao trabalho, questiono-me se ele nota o espaço e como tudo atua nele? Com meus botões, perscruto seus olhos para ver se ele percebe aquilo que, como turista, paguei para ver. Sim, seu inconsciente certamente percebe, mas como elevar essas percepções a um nível consciente? Esse patamar está disponível a qualquer pessoa.

Na pesquisa acerca do "eu", mergulhamos mais e mais no âmbito da percepção e da consciência, notando melhor as interconexões entre mente, corpo e ambiente. No entanto, mesmo com todos os avanços da ciência, da filosofia e das terapias integrativas, o "eu" ainda é um mistério, uma fronteira final a desbravar. Nesse ponto, vale lembrar a obra cinematográfica de Stanley Kubrick (1928-1999), *2001: uma odisseia no espaço*, que ilustra muito bem esse argumento: à medida que nos aventuramos nesse território desconhecido, somos confrontados com uma charada ainda sem solução.

Porém, como foi dito, o propósito e a realização surgem na própria busca. É por meio dela que descobrimos a verdade a respeito de nós e nossa conexão com o universo, ainda que a trajetória seja longa e desafiadora. Com determinação, encontraremos o sentido dessa procura, que será diferente para cada um.

NEUROCOMPORTAMENTO E PSICOCOMPORTAMENTO

No domínio do neurocomportamento, investigamos as intricadas tramas neurais que sustentam a consciência corporal. Nesse âmbito, cada pulsação sensorial é meticulosamente interpretada pelo cérebro, esculpindo nossa percepção do "eu" e do cosmos. A plasticidade neuronal, essa capacidade maravilhosa de adaptação, tem um papel crucial na forja e na manutenção da consciência do corpo durante nosso trajeto terreno.

Por sua vez, o psicocomportamento – indissociável do neurocomportamento – nos chama à imersão nas regiões íntimas onde as emoções, os traumas e as memórias ressoam em cada batida do coração. Inevitavelmente, a pressa diária e o frenesi de pensamentos e distrações nos desconectam da sinfonia sensorial que permeia a realidade. A percepção e a consciência corporal são gradualmente prejudicadas nesses meandros. A proposta é despertarmos para a beleza e a sofisticação de nosso organismo, nutrindo uma relação de profundo amor e gratidão com este veículo que nos permite estarmos aqui, presentes.

Com o seu propósito de restaurar o equilíbrio emocional, a terapia cognitivo-comportamental pode conduzir a modificar padrões de pensamento disfuncionais, indicando rotas a uma consciência mais serena e a uma saúde mental mais robusta.

No palco do envelhecimento, o olhar muitas vezes não discerne as coisas claramente, pois luta contra a nebulosidade causada por transformações biológicas desafiadoras. Como uma bússola, a prática regular de atividades físicas estimula a cognição, a vitalidade e o bem-estar, e assim deve ser, em todas as fases.

Além das mudanças biológicas, situações sociais conflituosas certamente aceleram o relógio do envelhecimento. Nesse sentido, simples atividades recreativas podem trazer à tona os aspectos positivos de viver em comunidade. Sozinhas e sozinhos, o processo se torna mais denso.

Conectar-se com a comunidade e com novos horizontes mantém a chama da vitalidade e da individualidade, favorecendo e fortalecendo os esteios que nos deixam mais seguros na trilha rumo à maturidade.

“Conforme as escolhas que uma pessoa faz, seu estilo de vida vai se definindo, e o reflexo dessas escolhas é sentido na velhice. Com o fenômeno da longevidade, essas escolhas ganharam uma nova dimensão, pois é possível viver mais tempo e com mais qualidade. O avanço das pesquisas médicas e o acesso à informação representam outro patamar no gerenciamento dessa fase da vida. É possível evitar ou controlar doenças crônicas e buscar mais prazer e satisfação na existência.”

CRISTINA MADI

ENVELHECIMENTO E A TRANSFORMAÇÃO CONSTANTE

Envelhecer, longe de ser um processo linear e previsível, é uma jornada de transformação contínua. À medida que o corpo passa por mudanças físicas e biológicas, a mente também se adapta, ressignificando experiências e reinterpretando a realidade ao redor. Esse processo dinâmico é a base do envelhecimento saudável, no qual cada fase da vida oferece oportunidades únicas de crescimento pessoal e de reavaliação dos próprios valores e perspectivas.

O envelhecimento, em vez de representar uma perda, pode ser visto como um período de potencialização das capacidades cognitivas e emocionais, desde que seja abraçado com uma atitude de curiosidade e abertura para novas experiências. Essa abordagem, que reconhece a plasticidade do cérebro e a resiliência do espírito humano, convida-nos a desafiar as narrativas convencionais que associam a velhice à decadência.

Assim, o envelhecimento se torna uma dança entre o corpo, a mente e o ambiente, na qual cada movimento é uma oportunidade de redefinir quem somos e como nos relacionamos com o mundo ao nosso redor. Essa dança, embora complexa, é também profundamente gratificante, oferecendo a cada um de nós a chance de descobrir novos ritmos e harmonias à medida que avançamos na jornada da vida.

No entanto, é fundamental reconhecer que essa transformação constante exige cuidado e atenção. A prática regular de atividades físicas, a busca por uma alimentação equilibrada, o engajamento em atividades sociais e o cultivo da mente através da aprendizagem contínua são pilares que sustentam essa dança. Além disso, o apoio de uma comunidade solidária e de relacionamentos significativos é essencial para nutrir o espírito e fortalecer o corpo e a mente.

Enfim, à medida que avançamos em direção à maturidade, somos chamados a abraçar as mudanças com graça e dignidade, reconhecendo que cada etapa da vida traz consigo a promessa de novos começos. A verdadeira sabedoria, portanto, reside em aceitar a impermanência da vida, reconhecendo que, na constante transformação do corpo e da mente, encontramos as sementes da renovação e da alegria.

"Envelhecer com qualidade de vida é um projeto que deve começar cedo, mas que pode ser construído em qualquer fase da vida. É uma questão de escolha e de atitude. Cuidar do corpo, da mente e das relações sociais é fundamental para garantir que a maturidade seja um período de plenitude e realização."

CRISTINA MADI

Assim, o desafio do envelhecimento se torna, na verdade, uma oportunidade de transformação contínua, uma chance de redefinir o que significa viver plenamente em cada fase da vida. É um convite para que todos nós, independentemente da idade, celebremos a jornada única que nos torna quem somos.

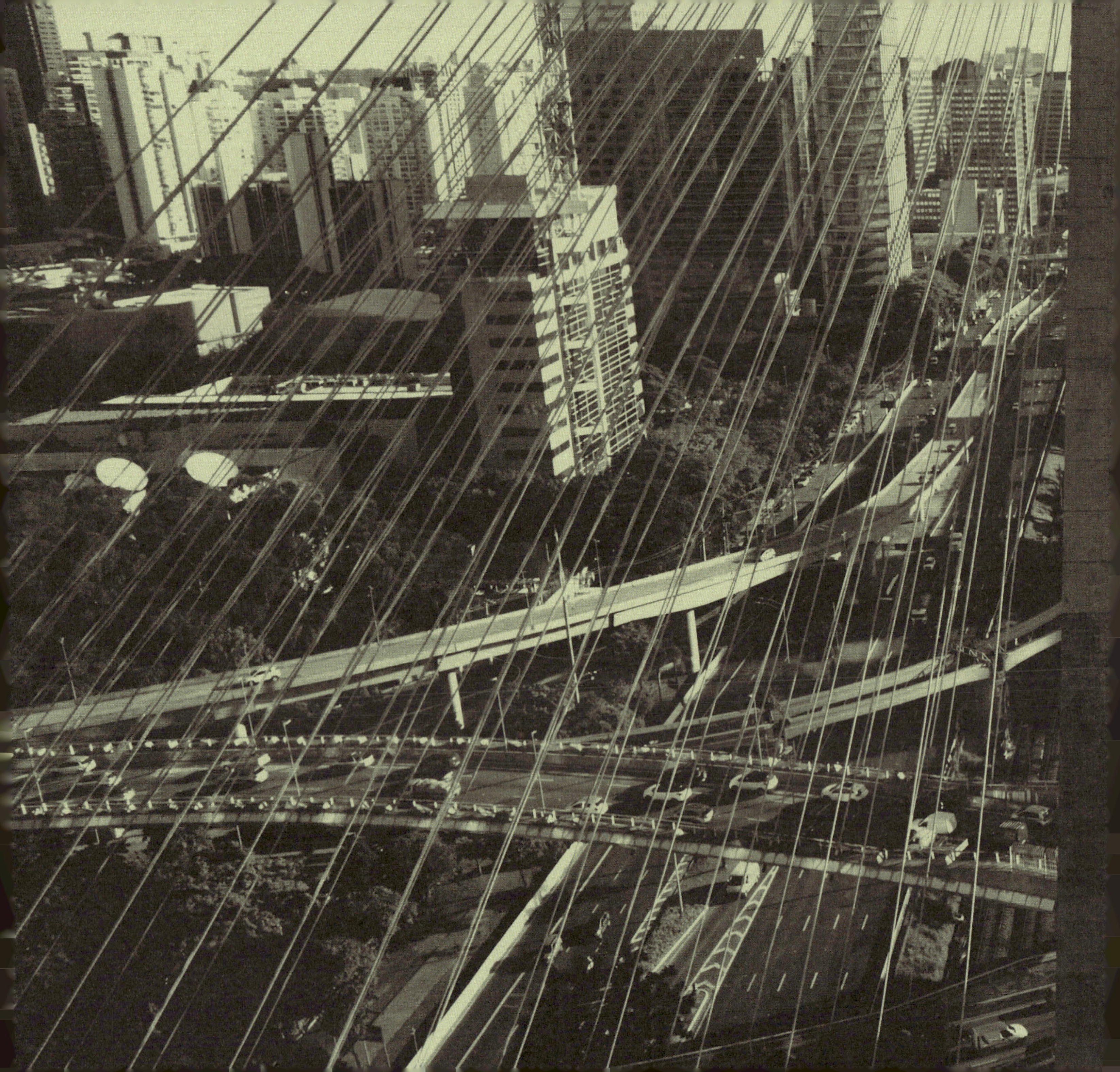

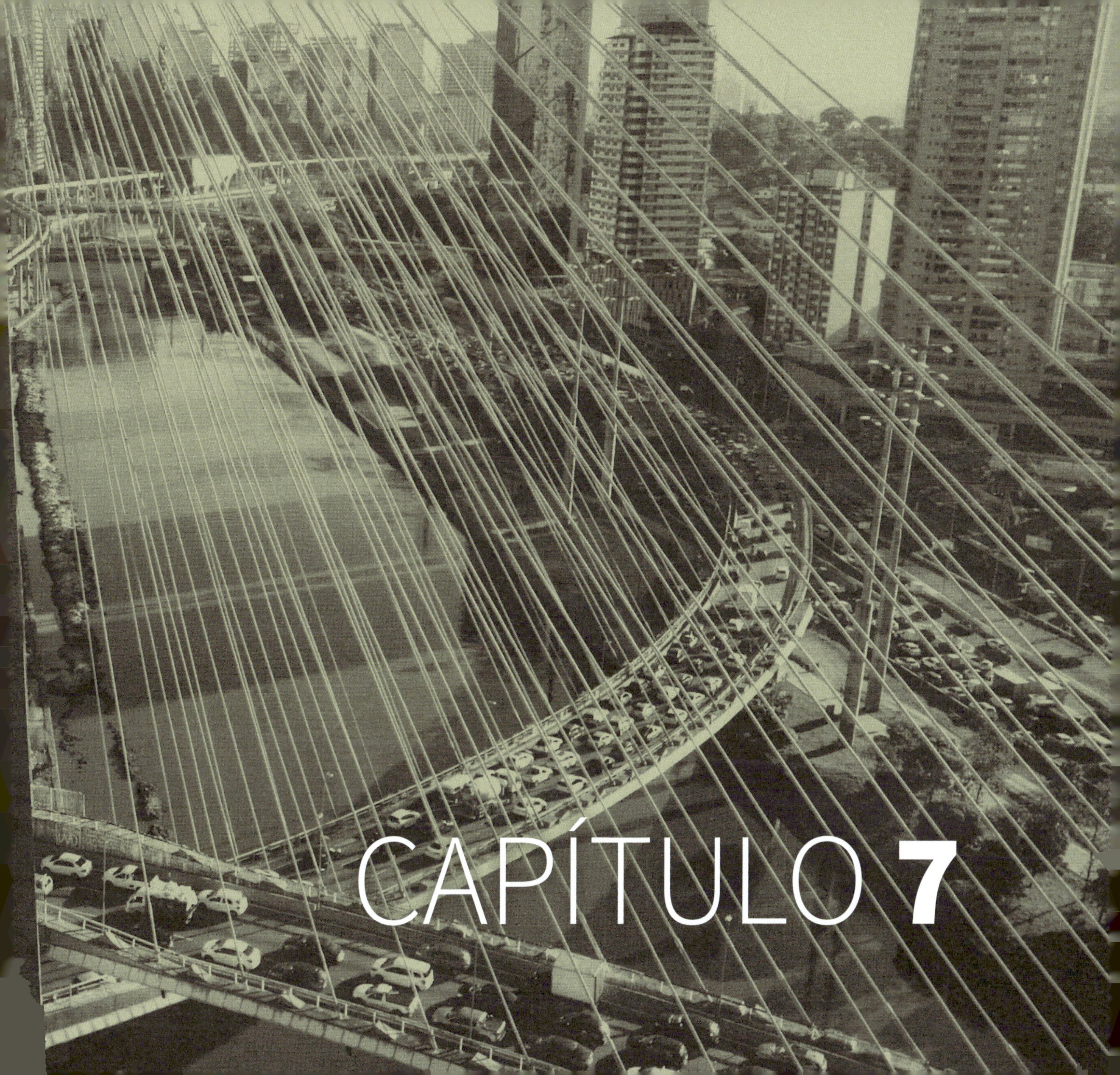

CAPÍTULO 7

Um **pouco** mais,
sempre um
pouco **mais**...

Enquanto seguimos nessa jornada de autodescoberta, nas rotas onde a mente e o corpo bailam juntos, num espetáculo que continuamente incita a curiosidade, o ato psicomotor age como um condutor fiel. Ao nos integrarmos aos princípios da psicomotricidade, ampliamos nossa compreensão sobre como os processos neurocomportamentais e psicocomportamentais atuam nas tramas da nossa existência.

Na dança íntima entre percepção e ação, a psicomotricidade surge como um farol, irradiando esperança e renovação. O mergulho nas práticas psicomotoras não apenas fortalece a forma física, mas também promove a saúde emocional e mental, trabalhando em prol da plenitude e da vitalidade de cada célula.

ALGUMAS DAS MINHAS INSPIRAÇÕES

Na construção de um trabalho, somos inevitavelmente influenciados por diversos fatores: nossas crenças pessoais, intuições e tudo aquilo que já foi pensado e realizado por outros. Nesse sentido, não há originalidade absoluta, mas, sim, uma rica tapeçaria de influências e aprendizagens que moldam nosso caminho.

Nesses anos de pesquisa e aplicação do Método Bertazzo, mantive uma curiosidade infinita sobre o que outras pessoas fizeram, pensaram e analisaram a respeito da existência humana, da relação do indivíduo com seu corpo e com a vida em sociedade. A seguir, compartilho algumas das referências que iluminam minha jornada e que desejo dividir com você nesta publicação.

NA PSICOPEDAGOGIA DO MOVIMENTO

Muitos pesquisadores se dedicaram a explorar a interconexão entre mente e corpo. Nomes como André Lapierre, Bernard Aucouturier e Françoise Dolto iluminaram meu caminho ao encontrar a convergência entre pedagogia e psicomotricidade, inspirando-me a buscar uma compreensão mais profunda da essência humana a partir do movimento e deixando um legado valioso para futuros cuidadores.

André Lapierre (1923-2008)

O educador francês André Lapierre, com sua abordagem holística e compassiva, clareou a trilha da psicomotricidade, revelando a indissociável ligação entre o corpo, a mente e o espírito. Criador da psicomotricidade relacional, Lapierre enfatizou a importância dos aspectos emocionais, afetivos e relacionais, propondo um espaço de liberdade onde o brincar e o jogo promovem o convívio e o autoconhecimento.

Bernard Aucouturier (1934)

O pedagogo francês Bernard Aucouturier nos convida a dançar nos ritmos vitais, ressaltando como o movimento e a expressão são portais para a cura e para a transformação. Com sua Prática Psicomotora Aucouturier (PPA), ele oferece um referencial teórico-prático que integra desenvolvimento infantil, ação espontânea e unificação dos aspectos cognitivos, afetivos e sociais, chamando atenção para as influências das relações com o espaço, o tempo, os objetos, as outras pessoas e o próprio corpo.

Françoise Dolto (1908-1988)

Françoise Dolto, pediatra e psicanalista francesa, lembra-nos de honrar a linguagem única do corpo, reconhecendo-o como um veículo que expressa a alma. Para Dolto, a vida de um sujeito está intrinsecamente vinculada à percepção corporal e às vivências através da linguagem e das relações.

PENSADORES E MESTRES

Os pensadores e mestres a seguir ofereceram vislumbres singulares da vastidão da experiência humana. Suas teorias e práticas inspiradoras contribuíram para a reforma dos conceitos sobre mente e corpo, razão e emoção, intelecto e movimento físico.

Jean Le Boulch (1924-2001)

Jean Le Boulch, educador físico e psicólogo francês, legou a nós estudos que nos levam a regiões de redescoberta e renascimento, nas quais o movimento, mais do que uma expressão física, é uma chave para o nosso crescimento e para a nossa transformação. Com seu Método de Psicocinética, Le Boulch demonstrou que a autonomia do pensamento está intimamente ligada à autonomia do movimento corporal, promovendo aprendizado através de jogos e atividades de livre expressão.

Georges Canguilhem (1904-1995)

Georges Canguilhem, filósofo e médico francês, ensinou-nos a incorporar a sabedoria ancestral que reconhece mente, corpo e espírito como um todo significativo. Suas pesquisas sobre o normal e o patológico influenciaram profundamente a compreensão da percepção humana e suas implicações para a cosmovisão individual.

Alexander Luria (1902-1977)
O psicólogo russo Alexander Luria, pioneiro em neuropsicologia, explorou a extraordinária interação entre cérebro, mente e comportamento, destacando a resiliência e a adaptabilidade da nossa neurologia. Criador do Método Motor Combinado e participante da fundação da Psicologia Histórico-Cultural, Luria investigou como as funções mentais são influenciadas por elementos culturais e sociais.

António Damásio (1944)
O neurocientista português António Damásio nos leva a refletir sobre as emoções e seu impacto no pensamento e no comportamento, sublinhando a necessidade de respeitarmos a sabedoria do corpo em nossa busca pelo bem-estar. Damásio demonstrou a interdependência entre o sistema límbico e o neocórtex, afirmando que "toda e qualquer expressão racional está baseada em emoções".

Lev Vygotsky (1896-1934)
Lev Vygotsky, psicólogo russo, destacou o papel crucial do ambiente social e cultural na formação da mente, mostrando como os aspectos psicológicos estão profundamente interligados com a comunidade e a cultura. Seu trabalho foi fundamental na fundação da Psicologia Histórico-Cultural, investigando o impacto da cultura e do contexto no desenvolvimento mental.

Paulo Freire (1921-1997)
O educador e filósofo brasileiro Paulo Freire nos incita à crítica das estruturas sociais e ao poder do conhecimento como ferramenta de transformação. Com sua Pedagogia Crítica, Freire propôs a educação

dialógica, defendendo que o educando deve se reconhecer como sujeito de suas ações para alcançar transformações políticas e pessoais significativas.

NA PSIQUE E NOS PENSAMENTOS SOBRE A EXISTÊNCIA

Explorar a existência psíquica sempre foi uma busca para compreender as melhores formas de reagir às demandas da vida e de encontrar sentido em nossas experiências.

Jacques Lacan (1901-1981)

Jacques Lacan, psicanalista francês, leva-nos a mergulhar nas profundezas do inconsciente, situando o "eu" na instância do desconhecimento, da ilusão e da alienação. Lacan reafirmou a divisão do sujeito freudiana, destacando que "o inconsciente é estruturado como uma linguagem".

Carl Jung (1875-1961)

Carl Jung, psiquiatra suíço, guia-nos pela psicologia analítica, destacando conceitos como arquétipo, inconsciente coletivo e sincronicidade. Jung sublinhou a importância da simbolização e como somos regidos por estruturas ideais que se manifestam além da percepção individual.

Erich Fromm (1900-1980)

O psicanalista alemão Erich Fromm defendeu a tese de um humanismo normativo, sugerindo que as necessidades psíquicas são tão fundamentais quanto as físicas. Fromm nos desafia a examinar os padrões definidores da nossa existência e a importância das conexões genuínas.

Carl Rogers (1902-1987)

Carl Rogers, psicólogo americano, desenvolveu a psicologia centrada na pessoa, acreditando que a personalidade tende à saúde e ao bem-estar. Rogers sublinhou o poder da empatia e da autenticidade, propondo que o processo terapêutico deva ser encontrado pelo próprio paciente, com o terapeuta acompanhando essa descoberta.

NOS PENSAMENTOS SOBRE A EXISTÊNCIA

Friedrich Nietzsche (1844-1900)

Friedrich Nietzsche, filósofo alemão, instiga-nos a contrariar convenções e a afirmar a vida com vigor, destacando como as doutrinas podem drenar energias expansivas.

Simone de Beauvoir (1908-1986)

Simone de Beauvoir, filósofa francesa, discorreu sobre envelhecimento, morte e responsabilidade individual, abordando a relação entre liberdade e ação.

Joseph Campbell (1904-1987)

Joseph Campbell, escritor americano, convoca-nos para a jornada heroica do autoconhecimento, enfatizando que "o que as pessoas realmente procuram é viver profundamente".

Albert Camus (1913-1960)

Albert Camus, filósofo franco-argelino, destacou o absurdo da condição humana e a necessidade de forjar nosso caminho diante dela, sugerindo que a revolta leva a uma ação que dá sentido ao mundo.

NA TRADUÇÃO DA CULTURA ORIENTAL

Alan Watts (1915-1973)
O filósofo britânico Alan Watts foi um dos principais difusores da filosofia oriental no Ocidente, propondo que o budismo fosse encarado como uma forma de psicoterapia e não como uma religião. Com seu humor e perspicácia, Watts nos encoraja a perscrutar a consciência e a aceitar a efemeridade da vida, convidando-nos a viver em harmonia com o fluxo natural do universo.

Rumi (1207-1273)
Jalaladim Maomé Rumi, poeta e teólogo sufi persa, é conhecido por sua visão mística do amor e da jornada espiritual. Suas poesias, centradas em temas como o amor divino, a sabedoria e a unidade, oferecem uma profunda reflexão sobre a natureza humana e sobre o desejo de transcendência, influenciando gerações com sua espiritualidade luminosa.

George Gurdjieff (1866-1949)
George Ivanovich Gurdjieff, místico e mestre espiritual greco-armênio, trouxe ao Ocidente um modelo de saber esotérico voltado para a expansão da consciência. Sua Filosofia do Autoconhecimento é um chamado à transformação interior e à busca incessante pela verdade, convidando cada um de nós a despertar para nosso propósito mais elevado.

Thich Nhat Hanh (1926-2022)
Thich Nhat Hanh, monge e poeta vietnamita, foi um dos mais respeitados mestres do zen-budismo. Conhecido por seu ativismo pela paz e pelos

direitos humanos, Hanh nos lembra da potência da atenção plena (*mindfulness*) na conquista da paz interior, oferecendo práticas simples, porém profundas, para vivermos com mais presença e compaixão.

NA LITERATURA

Clarice Lispector (1920-1977)

A escritora e jornalista brasileira Clarice Lispector, com sua sensibilidade única, explora a complexidade da alma humana e da experiência feminina. Sua obra, repleta de cenas simples e tramas psicológicas, revela que o cotidiano é muito mais profundo e desconhecido do que aparenta, oferecendo uma visão introspectiva e muitas vezes desconcertante sobre a existência.

Anaïs Nin (1903-1977)

Anaïs Nin, escritora francesa, convida-nos a explorar o que é mais íntimo em nós mesmos. Seus diários, escritos desde a infância, são um testemunho da busca contínua por identidade e emancipação. Nin é uma referência inestimável para quem deseja compreender as nuances da psique humana e os desafios de viver em um mundo em transformação.

Hermann Hesse (1877-1962)

O escritor e pintor alemão Hermann Hesse, influenciado pela espiritualidade oriental e pela psicologia analítica, transporta-nos para dimensões de reflexão e imaginação. Em obras como *Sidarta* e *O lobo da estepe*, Hesse explora a luta pela autenticidade e a busca espiritual, inspirando gerações a encontrar sentido em meio às incertezas da vida.

Virginia Woolf (1882-1941)

Virginia Woolf, escritora britânica, é uma das precursoras da técnica literária do "fluxo de consciência", que transcreve o processo de pensamento das personagens de forma íntima e contínua. Sua obra explora a mente humana e as profundezas da experiência, revelando as complexidades da existência e da percepção.

Emily Dickinson (1830-1886)

A poetisa americana Emily Dickinson encontrou formas não convencionais de escrita, muitas vezes desafiando as normas poéticas de sua época. Tratou de temas como a morte, a imortalidade e a espiritualidade, além de refletir sobre a natureza e sobre a estética. Sua poesia, rica em significados ocultos, continua a ressoar profundamente em leitores ao redor do mundo.

Teresa de Ávila (1515-1582)

Teresa de Ávila, freira carmelita e santa católica, escreveu obras que expressam a importância da vida contemplativa e a busca espiritual. Sua obra mais importante, *O êxtase de Santa Teresa*, é um testemunho de sua jornada espiritual e de seu desejo de imitar a vida e o sofrimento de Cristo, oferecendo uma perspectiva única sobre a devoção religiosa.

Rainer Maria Rilke (1875-1926)

O poeta e romancista austríaco Rainer Maria Rilke, conhecido por sua poesia e filosofia existencial, convida-nos a confrontar os mistérios da vida e da morte. Sua obra, marcada por uma profunda introspecção, aborda a dificuldade de comunhão e a busca por significado em um mundo marcado pela descrença e pela solidão.

CONCLUSÃO

O que todos esses pensadores, poetas, filósofos e místicos têm em comum é a busca incessante por uma compreensão mais profunda da existência e da natureza humana. Eles nos inspiram a continuar a jornada, a nunca nos contentarmos com respostas fáceis e a sempre buscarmos mais – mais entendimento, mais conexão, mais vida. Como uma tapeçaria rica e complexa, cada fio de pensamento que eles teceram contribui para a nossa própria compreensão do que significa ser humano.

Essa jornada não tem fim. A cada nova descoberta, surge a necessidade de explorar um pouco mais, de entender um pouco mais e de viver um pouco mais plenamente. Que possamos todos, em nossa busca pessoal e coletiva, encontrar inspiração nessas vozes e na riqueza que elas nos oferecem, lembrando-nos de que a verdadeira sabedoria está em continuar a perguntar, a desafiar e a crescer.

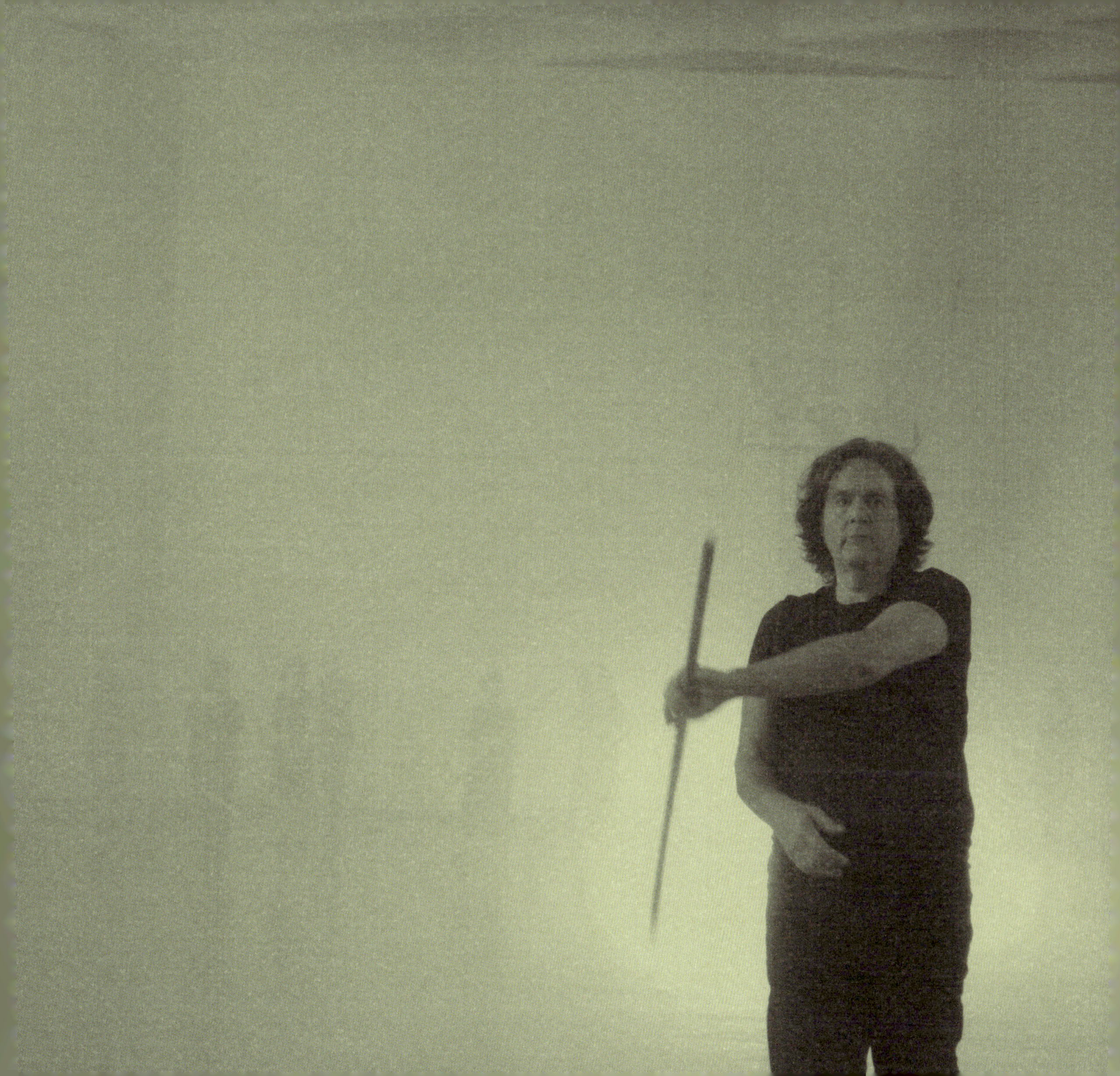

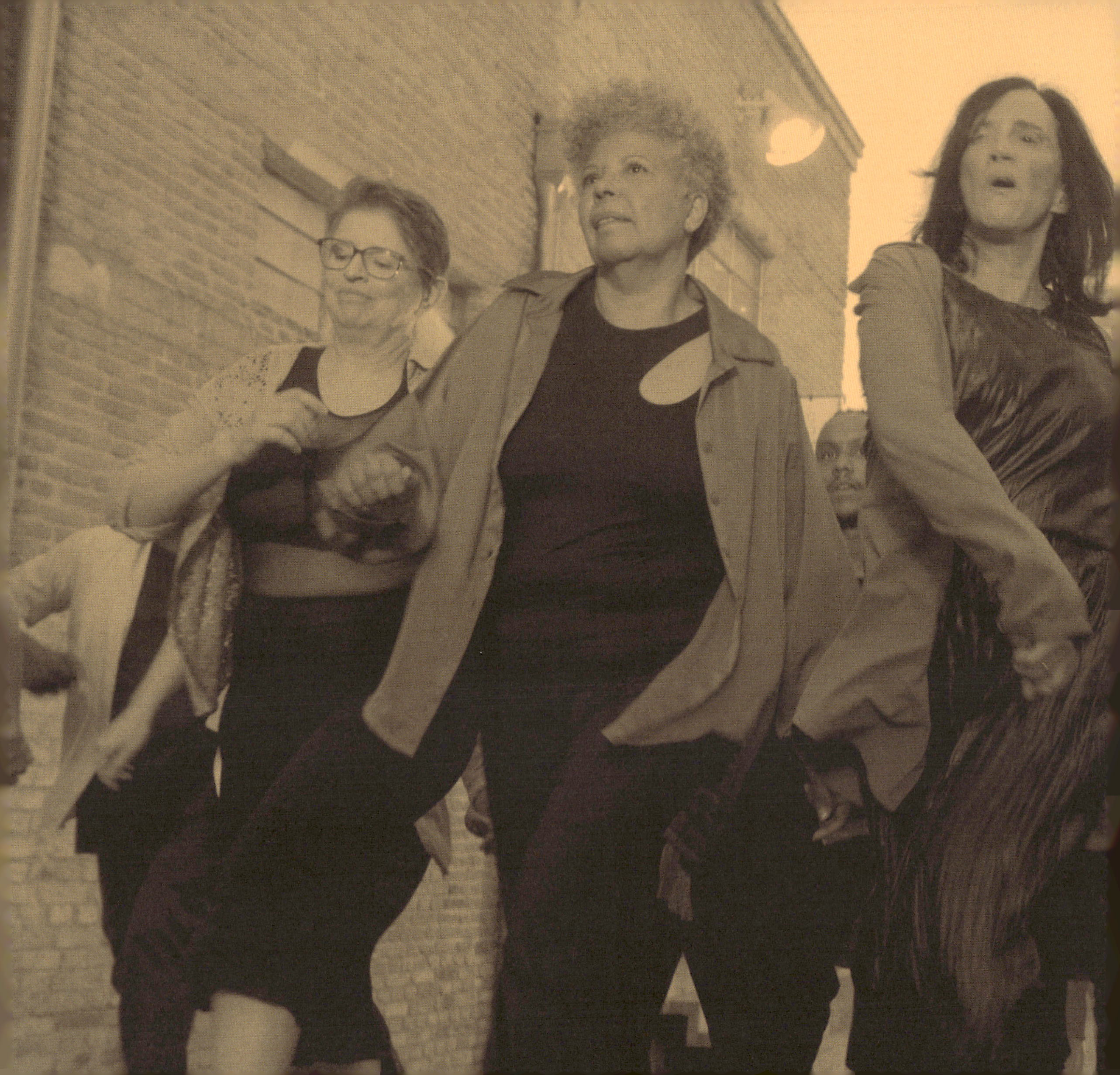

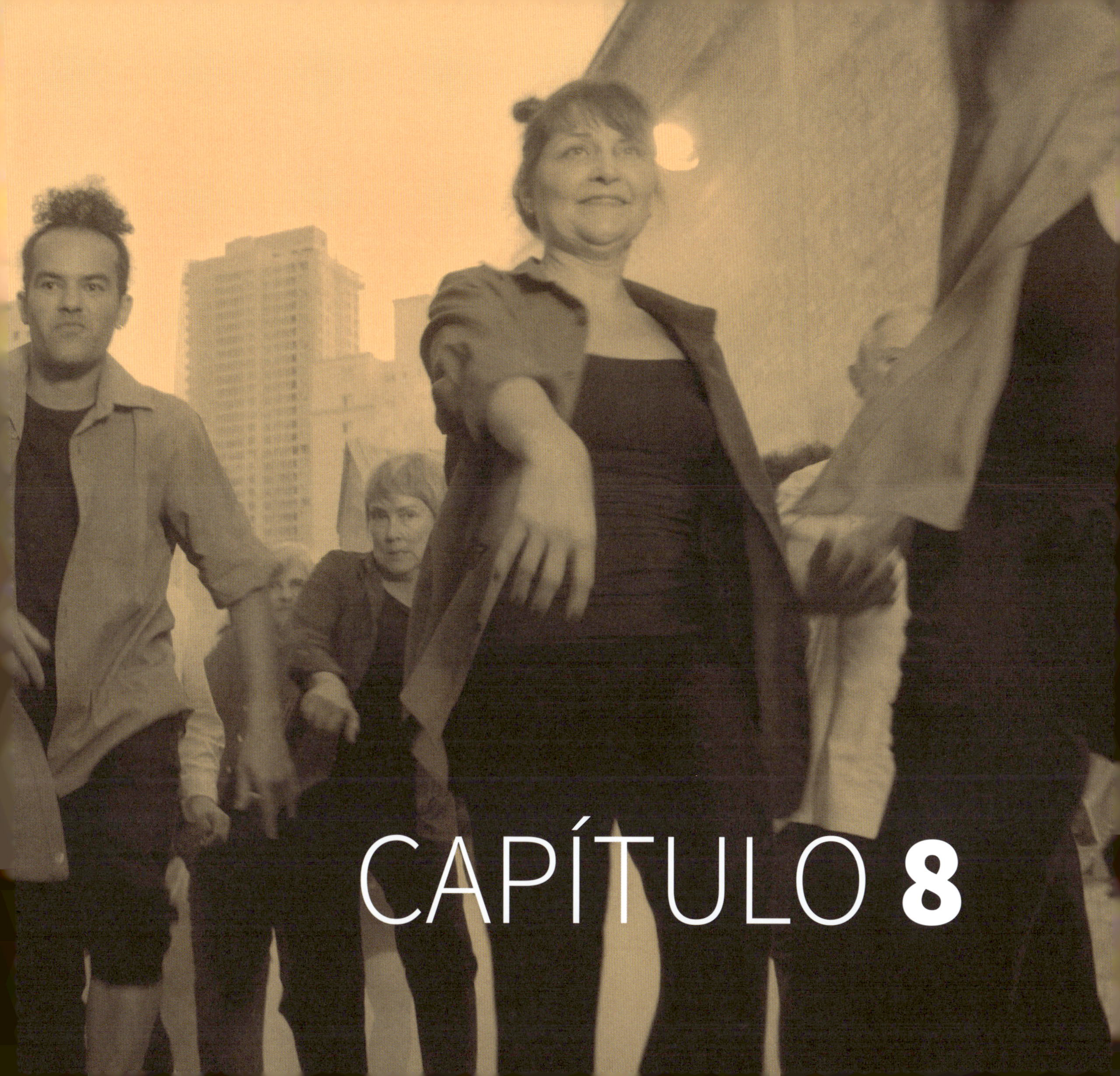

CAPÍTULO 8

As possibilidades de uma **vida** mais **plena**

Ao abraçarmos uma abordagem holística em prol da saúde e do bem-estar, forjamos uma tapeçaria de vitalidade e autenticidade em cada momento desta jornada terrena. A despeito das inevitáveis agruras em nossos percursos, escolher dançar em harmonia com a sinfonia da vida, honrando a sagrada união entre mente e corpo, celebrando a preciosidade de cada respiração, de cada batida do coração, é algo que jamais pode ser apagado ou perder o brilho.

Conforme mergulhamos no âmago da existência, somos desafiados a contemplar as vastidões mentais e corporais como um todo interconectado. Cada batimento cardíaco, cada respiração, cada pensamento é uma nota na sinfonia vital, uma dança que nos induz a investigar os enigmas do ser.

No domínio do neurocomportamento, encontramos as raízes da nossa consciência corporal, entrelaçadas em complexas teias neurais que compõem os alicerces da nossa percepção do mundo. Por meio dessa intricada rede de sinapses e neurotransmissores, processamos as sensações do mundo exterior, dando forma à experiência subjetiva do "eu" e do cosmos. Esse trânsito entre o mundo interior e o exterior jamais deve ser interrompido. O sopro de vitalidade entregue por incansáveis neurocientistas abre um precioso portal contra a demência e contra a perda de cognição, que em grande parte refletem questões sociais.

Por outro lado, não podemos negligenciar os domínios do psicocomportamento, nos quais os reflexos da alma ecoam em cada gesto, em cada expressão. Por isso, inevitavelmente devemos nos lançar nas águas turvas do inconsciente, explorando os labirintos dos nossos desejos, traumas e anseios, na jornada rumo à integração e à harmonia interior.

Nesse jogo, na interseção entre mente e corpo, vez por outra encontramos respostas. São momentos passageiros, porém profundamente atuantes na saúde de nossas células. À medida que nos tornamos mais conscientes do sofisticado balé entre neurologia e psicologia, abrimo-nos para um novo nível de autodescoberta e autotransformação, permitindo que a luz da consciência ilumine os cantos mais escuros do nosso íntimo – um caminho eficaz contra a manipulação midiática e a negligência pessoal.

No palco do envelhecimento, somos instigados a abraçar a mudança com graciosidade e com aceitação. As rugas que marcam o rosto e os cabelos que embranquecem são testemunhas silenciosas da passagem do tempo, mas também vestígios de uma vida bem vivida, de experiências compartilhadas e de lições aprendidas.

Conforme enfrentamos os desafios do envelhecimento, surgem contextos que nutrem tanto o corpo físico quanto a mente e o espírito. Encontrar significado em atividades que nos trazem alegria e realização, cultivar relacionamentos significativos e explorar novas paixões e interesses são a chave para uma vida vibrante em qualquer idade. Não se surpreenda quando uma pessoa idosa decidir ingressar em uma universidade ou iniciar aulas de canto coral. Não apague sua chama por estigmas sociais que você carrega.

Ao nos reconectarmos com a sabedoria ancestral em nós, abrimos as portas para a plenitude e para a realização, comemorando cada passo dessa dança e abraçando cada instante com reverência.

Aqui, apresentamos um suporte poderoso que nos traz práticas e ferramentas para o fortalecimento integral enquanto envelhecemos, trazendo os sopros da longevidade e da contínua autodescoberta. Cada pensamento e cada palavra com que entramos em contato nos convocam a refletir e reconhecer que há pontos tanto obscuros quanto luminosos nesse caminho. Há tempestades e calmarias, e em meio a essas alternâncias, encontramos ecos de nossa própria odisseia, ressoando pelo tempo e pelo espaço.

Os mestres e os sábios que encontramos na viagem são espelhos do que procuramos e iluminam a via obscura, inspirando-nos em momentos de dúvida. Repetimos: ao escolhermos dançar no ritmo da vida, uma verdade perene se desnuda – o cerne da existência é a incessante busca pelo autoconhecimento, pela conexão com os demais e com o cosmos.

Nessa jornada, deparamo-nos com um mundo onde a interação entre mente e corpo é mais do que fascinante, é crucial para nosso desenvolvimento e para a nossa saúde. Ao aprendermos com os especialistas da psicologia, da filosofia e da espiritualidade, reconhecemos que nosso ser não é uma ilha, mas parte de um *continuum* em que experiência e existência compõem a mesma trama – uma tapeçaria sofisticada, tecida com os fios de nossas interações, pensamentos e sentimentos.

A consciência corporal é uma encruzilhada na qual os complexos meandros do neurocomportamento e do psicocomportamento convergem, além de ser uma faceta fascinante e fundamental do ser humano. Nesse cruzamento, a dança intricada que tantas vezes mencionamos neste livro costura percepções, sensações e experiências que moldam nossa compreensão de nós mesmos e do que nos rodeia.

É o domínio neurocomportamental que clareia as vias cerebrais que fundamentam nossa consciência corporal. Por meio de redes neuronais complexas, processamos as informações sensoriais, que nos conferem a sensação de encarnação e a percepção de nosso próprio corpo. Esse processamento cerebral meticuloso forma nossas experiências subjetivas. A plasticidade neuronal – a admirável capacidade de adaptação e reorganização do cérebro – é um pilar na construção e na manutenção da consciência corporal ao longo da vida.

Por sua vez, o psicocomportamento é uma imersão na mente, indicando as influências psicológicas e comportamentais que esculpem a vivência corpórea. Crenças, emoções, traumas e experiências passadas imprimem uma marca indelével na percepção do corpo e na relação que temos com ele.

A psicomotricidade, quando inserida no contexto do envelhecimento, aponta que mudanças biológicas podem alterar nossa percepção e consciência corporais. No entanto, a prática regular de atividades físicas e cognitivas pode manter e até estimular os mecanismos de reparação do corpo, fortalecendo conexões neurais e promovendo a neuroplasticidade. A psicomotricidade, portanto, reforça a necessidade de exercícios que estimulem a coordenação, o equilíbrio e a destreza, independentemente da faixa etária.

A neurociência contemporânea desvenda os processos por trás das atividades tidas como automáticas, como o controle postural, que dependem de uma sofisticada interação das áreas cerebrais com sistemas sensoriais, ressaltando a interconexão entre a percepção e a ação. A percepção espacial regula a postura corporal, impactando nossa capacidade de interação com o ambiente.

Assim, fatores biológicos e sociais se entrelaçam no processo de envelhecimento. A sociedade, por meio de atividades recreativas e de engajamento comunitário, tem um papel muito importante em manter os indivíduos socialmente ativos e com um propósito de vida. A arteterapia, a dança e os exercícios de memória, incorporados antes dos 70 anos às práticas diárias, contribuem significativamente para o desenvolvimento pessoal e para o bem-estar nessa fase.

A psicomotricidade enfatiza que os exercícios que estimulam a interação neuronal devem ser ajustados ao ritmo de cada indivíduo, preferencialmente em grupos de diferentes idades para fomentar o intercâmbio social. Estudos em psicomotricidade destacam a eficácia de exercícios dedicados à função cerebral, como rotinas de treinamento cerebral que incluem movimentos e ajudam a prevenir ou a retardar o declínio cognitivo. A atenção às sensações de pressão, tração e movimento, além da calibração da força e da amplitude do alcance, é essencial à saúde cerebral e corporal. Estratégias multidisciplinares fortalecem a memória: a capacidade de filtrar estímulos e de se concentrar no presente é essencial à manutenção da lucidez, enquanto as práticas de atenção plena nos ajudam a discernir entre as impressões externas e internas.

Outros aspectos relevantes para envelhecermos bem são uma nutrição adequada e a prevenção do tabagismo. Atividade cardíaca e respiratória, somadas a todos esses componentes citados, participam de uma abordagem psicomotora integrada, que incentiva o envelhecimento ativo e consciente, enaltecendo a autonomia e a qualidade de vida.

Para tecer um fecho de ouro nesse tecido já tão ricamente ornamentado, poderíamos adicionar uma reflexão final que capture a essência de toda essa jornada. Ao nos permitirmos ser guiados pela psicomotricidade, damos abertura a uma sinergia entre o físico e o metafísico, entre o tangível e o intangível.

Em cada movimento consciente, em cada gesto intencional encontramos uma linguagem que transcende as palavras, comunicando-se com o universo por meio do eloquente silêncio do ser.

Que esse fecho de ouro lembre-nos de que, embora a vida possa nos desafiar com suas incontáveis nuances, ela também nos presenteia com infinitas possibilidades de crescimento e renovação. Com cada novo amanhecer, a nós é oferecida a chance de tecer dourados fios de sabedoria nessa tapeçaria vital, fios que nos ligam uns aos outros e ao esplendor do cosmos.

Dessa maneira, concluímos esta investigação, não como um fim, mas como um portal para outros começos, no qual cada descoberta é um degrau na escada para o divino e cada *insight*, uma estrela a nos orientar durante a navegação.

A verdadeira alquimia acontece quando transformamos o cotidiano numa obra de arte, quando nossos atos mais simples se tornam expressões de um propósito maior – o propósito de viver plenamente, de amar profundamente e de deixar um rastro luminoso para aqueles que virão depois de nós.

A AMPLITUDE DA PSICOMOTRICIDADE E AS IMERSÕES PROPOSTAS NO MÉTODO BERTAZZO

No coração do Método Bertazzo está a ideia de que psicomotricidade é mais do que um estudo do movimento. É uma prática integrada, que permite compreender como nossas vivências corporais moldam e influenciam profundamente nosso psiquismo. Em outras palavras, é a união inseparável do psicossomático com o somatopsíquico – onde as experiências do corpo afetam a mente, e as percepções da mente repercutem no corpo.

As possibilidades psicomotoras são inúmeras, refletindo a complexidade e a plasticidade do ser humano em resposta ao mundo. Nosso trabalho visa a uma maturidade psicomotora ampla e abrangente, indo além das práticas convencionais. A verdadeira psicomotricidade exige mais do que força momentânea; ela pede um equilíbrio fino entre tônus e controle, mediado pelo sistema nervoso central, que gera uma eficiência motora que se desdobra em todas as esferas da vida.

Somatopsíquico e psicossomático: um ciclo de influências

Ao longo dos anos, restrições, dores e fragilidades se acumulam no corpo – lesões, doenças, degenerações que podem ser interpretadas como uma expressão somática das vivências e da interação com o ambiente. Essas manifestações físicas, quando não trabalhadas, moldam gradualmente o psiquismo, ajustando nossa forma de viver e de nos relacionarmos com o mundo. A dor, que é um reflexo real e inegável do corpo, pode se tornar uma prisão se não for compreendida em sua totalidade.

No método ensinado, convidamos o aluno a encarar a dor não como um fim, mas como um ponto de partida. Em vez de enxergá-la como um obstáculo imutável, nossa proposta é que ela se torne um impulso para a exploração de novas possibilidades de movimento, mesmo em meio às limitações. Essa visão busca romper com o histórico de envelhecimento da nossa sociedade, onde frequentemente somos empurrados para uma posição de passividade e submissão a um "comércio da dor" que aprisiona em vez de libertar.

O propósito das imersões: reconstruir o movimento com consciência

Em nossas práticas, organizamos imersões dedicadas a um propósito psicomotor específico, permitindo ao aluno explorar gradualmente seu potencial de movimento e o impacto profundo que ele exerce no estado emocional e mental. Não há uma sequência rígida: cada um pode construir seu caminho conforme as necessidades do seu corpo e da sua mente, sempre com o objetivo de integrar corpo e consciência.

Enfrentar as armadilhas da dor e reencontrar a espontaneidade

Quando um novo aluno chega, é comum que ele se defina por suas dores e limitações – joelhos enfraquecidos, bursites, hérnias. Nossa abordagem, contudo, vai além da simples "reparação do que está quebrado".

Nosso foco é reconstruir a base motora, ampliando o campo de movimento e restaurando a espontaneidade, um pilar essencial para a resiliência neurológica.

Esse processo envolve a percepção do corpo como um espaço de possibilidades. Mesmo diante de limitações, o aluno é incentivado a explorar movimentos que reestruturem a postura e a respiração, e que transformem a dor em um campo de aprendizado. Ao praticar gestos simples, como arremessar uma bola ou simular uma defesa contra quedas, ele começa a ver o corpo como um instrumento de adaptação e reinvenção, estimulando novas sinapses e reativando conexões neuronais.

O papel transformador do educador e a importância do olhar cuidadoso

O educador é um guia que observa o aluno em sua singularidade, não apenas corrigindo posturas, mas auxiliando-o a identificar os ajustes sutis necessários para que ele entenda o impacto de cada movimento em sua expressão global. Assim como o olhar atento de um adulto auxilia uma criança em seus primeiros passos, o educador também ajuda o aluno a explorar, de forma segura, novos movimentos e posturas que desafiam seus padrões limitantes.

A psicomotricidade propõe que o tônus de base seja um ponto de partida, não uma condenação. Quem tem um tônus excessivo aprende a administrá-lo para não transformar força em rigidez. Quem possui menos tônus desenvolve estratégias para encontrar precisão e firmeza. A psicomotricidade, nesse sentido, não vê carências ou excessos como falhas, mas como características a serem compreendidas e equilibradas. Essa compreensão ajuda nossos alunos a não se prenderem às limitações impostas pela dor e pelo envelhecimento, mas a seguir desenvolvendo suas potencialidades.

Somatopsíquico: o corpo como reflexo do psiquismo

A dor e as restrições acumuladas ao longo da vida têm uma influência psíquica profunda. A cada nova lesão ou limitação, somos confrontados com a possibilidade de mudança na forma como vivemos e reagimos ao mundo. Essas marcas, muitas vezes, transformam-se em uma carga emocional que molda nossa identidade e limita nossa espontaneidade. O método, portanto, propõe uma reavaliação dessa carga: a dor pode ser acolhida e compreendida, mas não deve aprisionar. A proposta é fazer do corpo um espaço para adaptação e crescimento, não um reflexo de retraimento e medo.

Psicossomático: o cuidado contínuo com a consciência corporal

O envelhecimento na sociedade moderna não precisa ser um processo de declínio inescapável. Ele pode ser uma jornada de redescoberta e fortalecimento, em que o corpo, através da prática e do cuidado, mantém uma relação saudável com a mente. A psicomotricidade nos lembra que, ao cuidar do corpo, cuidamos também da mente, criando um ambiente de harmonia e potencialidade.

Por meio de práticas e exercícios, propomos que a experiência de envelhecer seja vivida com dignidade e autonomia, valorizando cada gesto como uma expressão de vitalidade. A cada movimento, é possível reafirmar a conexão entre corpo e mente, ampliando a consciência e o domínio sobre nossas capacidades e limitações.

CONCLUSÃO: A CONSTRUÇÃO DE UM ENVELHECIMENTO CONSCIENTE

A base das práticas motoras deve se ancorar na crença de que o envelhecimento é um campo fértil para o desenvolvimento psicomotor. Longe de ser um processo de declínio, ele pode representar uma fase de profundidade, crescimento e liberdade. Ao integrar o psicossomático e o somatopsíquico, buscamos um entendimento holístico, em que o corpo e a mente caminham juntos, acolhendo a dor como parte do processo, mas não como destino.

Encerramos aqui nossa reflexão, mas não a jornada, que continua dentro de cada um, infinita como o próprio universo. Que a dança siga, e que o fecho de ouro da consciência brilhe eternamente em nossos corações.

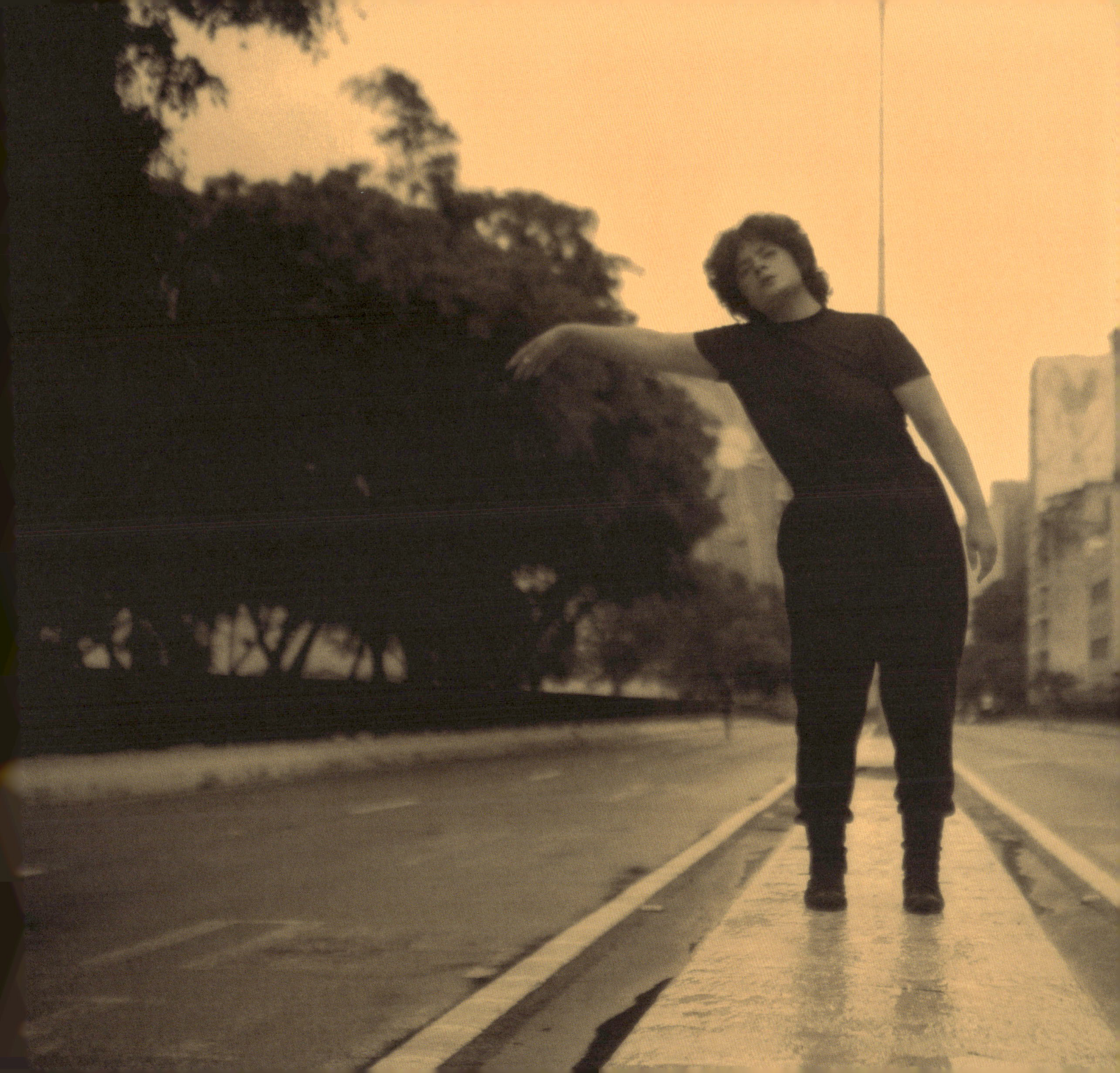

Caderno *on-line*

TEXTOS COMPLEMENTARES

A pesquisa deste livro contou com a colaboração de especialistas em diversas áreas. Seguindo o *link* abaixo, você encontrará textos de apoio na íntegra escritos por esses especialistas.

LINK PARA O CADERNO *ON-LINE*

Aponte a câmera do seu celular para o código QR acima e clique no *link* que irá surgir. (Obs.: alguns celulares precisam de aplicativo específico para ler códigos QRs.)

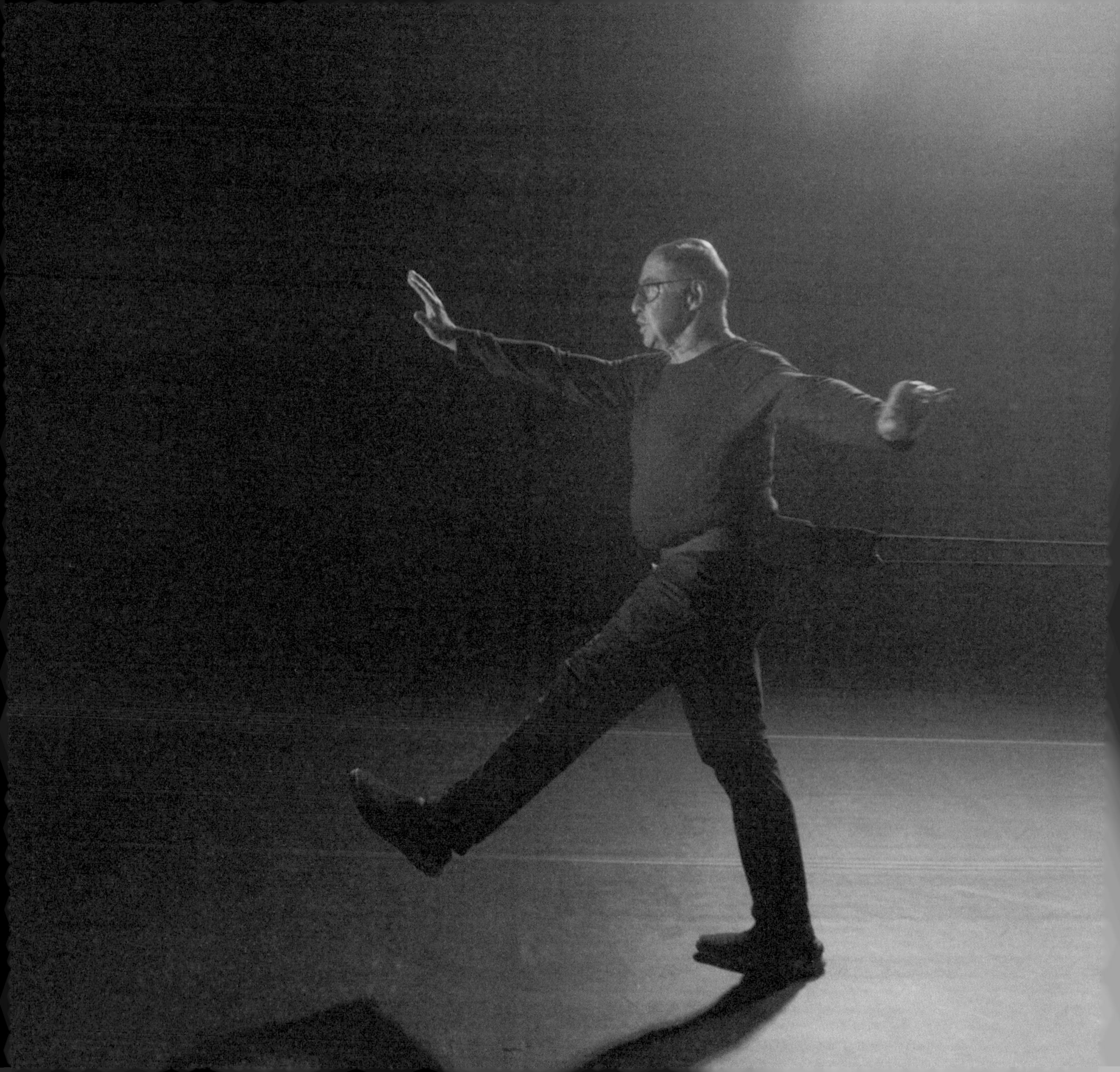

Sobre o autor

Ivaldo Bertazzo revela uma compreensão da estrutura corporal que permite alcançarmos o movimento como um todo, seja na dança e em suas coreografias, seja no esporte ou em nossas inúmeras atividades cotidianas. Seu trabalho mergulha no processo de formação da individualidade e no desenvolvimento da psicomotricidade para a construção do pensamento e da personalidade humana.

Bertazzo viajou o mundo incorporando a cultura gestual de diversos lugares, até criar, em 1975, a Escola de Reeducação do Movimento – Método Bertazzo.

Hoje, ele ministra cursos presenciais e *on-line*, oficinas e *workshops*, no Brasil e em outros países, para profissionais das áreas de saúde, educação, arte e esporte, com o objetivo de capacitá-los para a aplicação de seu método.

Paralelamente, vem exercendo atuação importante em periferias de grandes centros urbanos, trabalhando com adolescentes em situação de risco. Em 2002, recrutou jovens de ONGs de várias regiões e deu origem ao projeto Dança Comunidade, em parceria com o Sesc São Paulo. Desse projeto, nasceram os espetáculos *Samwaad – Rua do Encontro* e *Milágrimas*, apresentados no Brasil, na França e na Holanda.

Colaboradores

ARQUITETURA

Christina de Castro Mello é arquiteta e urbanista formada pela Faculdade de Arquitetura e Urbanismo da Universidade de São Paulo (FAU-USP) e sócia-proprietária da Teuba Arquitetura e Urbanismo. Realizou diversos projetos de unidades do Sesc São Paulo

Regina Maria Prosperi Meyer é arquiteta e urbanista pela Universidade de Brasília, mestre em Arquitetura pela University of London e doutora em Arquitetura e Urbanismo pela FAU-USP, escola na qual é professora titular.

PERCEPÇÃO E NEUROCIÊNCIA

Cristiano Barreira é professor titular da Universidade de São Paulo na Escola de Educação Física e Esporte de Ribeirão Preto e professor orientador nos programas de pós-graduação em Psicologia e Educação Física.

Ricardo Mario Arida é mestre em Neurociência pela Universidade Federal de São Paulo, doutor em Ciências pela Unifesp e pós-doutor pela Universidade de Oxford. É professor associado e chefe da disciplina de Neurofisiologia e Fisiologia do Exercício na Unifesp.

ENVELHECIMENTO E LONGEVIDADE

Alexandre da Silva é secretário nacional dos Direitos da Pessoa Idosa do Ministério dos Direitos Humanos e da Cidadania). Especialista em envelhecimento, doutor em Saúde Pública, pesquisador e professor, com vasta experiência e atuação no campo da longevidade.

Cristina Madi é psicóloga e educadora física especializada em terapias corporais e psicologia do esporte. Coordenadora pedagógica do Curso de Formação de Terapeutas Corporais (Fonte) e do Programa Gestão Emocional das Organizações (GEO) no Instituto Cochicho das Águas.

Mórris Litvak é fundador e CEO da *startup* Maturi, que conecta pessoas acima de 50 anos a oportunidades de trabalho. Conselheiro de Trabalho e Longevidade no Centro Internacional de Longevidade Brasil (ILC-BR).

Fonte	Minion 12/16 pt
Papel	Capa em papel Supremo Alta Alvura 250 g/m²
	Miolo em Offset 120 g/m²
Impressão	Pifferprint
Data	Fevereiro de 2025